AF610243

ÉTUDE

SUR LES

ACCIDENTS SYMPATHIQUES
OU RÉFLEXES

DÉTERMINÉS PAR LES

ASCARIDES LOMBRICOÏDES

dans le canal digestif de l'Homme, spécialement

PENDANT L'ENFANCE,

PAR LE D[r] FR. GUERMONPREZ.

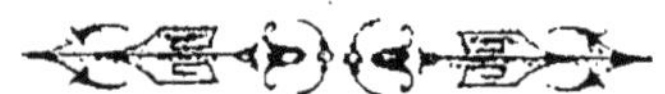

PARIS,
LIBRAIRIE J.-B. BAILLIERE ET FILS,
19, RUE HAUTEFEUILLE, 19
(près du boulevard Saint-Germain).
1881.

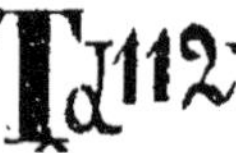

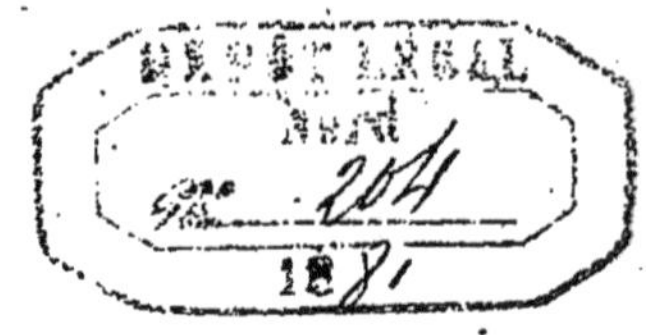

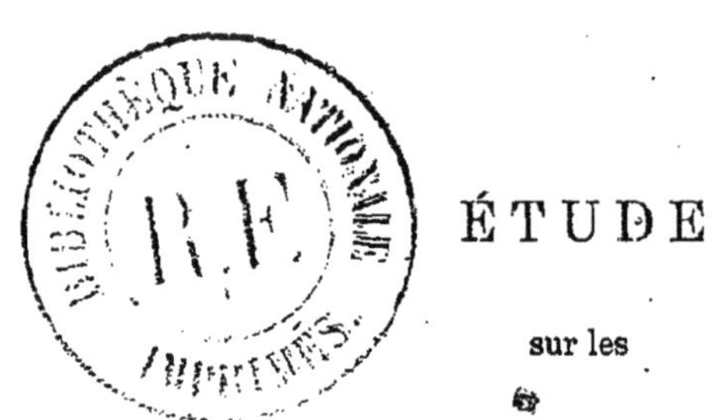

ÉTUDE

sur les

ACCIDENTS SYMPATHIQUES

OU RÉFLEXES

DÉTERMINÉS PAR LES

ASCARIDES LOMBRICOÏDES.

DU MÊME AUTEUR :

Affections sympathiques multiples causées par la présence des ascarides lombricoïdes dans l'intestin ; *in* Journal des Sc. méd. de Lille, 1880.

Vésanie causée par les ascarides lombricoïdes.

Revue de zoologie médicale. *Paris, février 1881.*

Étude de zoologie médicale sur la linguatule, à l'occasion de deux cas de mort causée par la pénétration d'un poisson vivant dans les voies aériennes. *Paris, 1880.*

Étude sur les psorospermies de la viande de boucherie. *Revue médicale française et étrangère* du 29 janvier 1881.

Sur l'huile de foie de morue, *Communication à la Soc. des Sc. méd. de Lille,* 14 nov. 1879.

ÉTUDE

SUR LES

ACCIDENTS SYMPATHIQUES
OU RÉFLEXES

DÉTERMINÉS PAR LES

ASCARIDES LOMBRICOÏDES

dans le canal digestif de l'Homme, spécialement

PENDANT L'ENFANCE.

(Lecture faite à la Société des Sciences médicales de Lille, dans la séance du 9 janvier 1881.)

PAR LE Dr FR. GUERMONPREZ.

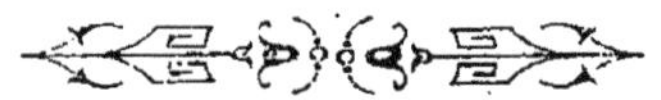

PARIS,
LIBRAIRIE J.-B. BAILLIERE ET FILS,
19, RUE HAUTEFEUILLE, 19
(près du boulevard Saint-Germain).
1881.

« La population des campagnes tranche sans scrupule ce nœud gordien du diagnostic (des maladies de l'enfance), en les attribuant presque toutes à la présence des vers. »

Dr Munaret. *Du médecin des villes et du médecin de campagne ; mœurs et science.* 2e édit., 1840, 160.

« Il n'est pas en pathologie de difficulté plus grande que celle qui consiste à distinguer les accidents qui peuvent être rapportés aux vers intestinaux, de ceux qui sont étrangers à cette cause. »

Dictionnaire de médecine.

« Si la fréquence et la gravité (des accidents sympathiques déterminés par les ascarides lombricoïdes) ont été fort exagérées à une autre époque, peut-être aujourd'hui ces affections sont-elles quelquefois méconnues. »

C. Davaine. *Tr. vers intest. et mal. verm.*, 132.

AVANT-PROPOS.

Observation présentée à la Société des Sciences médicales de Lille (novembre 1880) par M. le Dr WINTREBERT.

Le mois dernier, j'ai été appelé à donner mes soins à une enfant de neuf ans qui avait de l'inappétence, des vomissements, un peu de toux la nuit, et qui, pendant son sommeil, présentait une respiration suspirieuse et râlait comme une personne à l'agonie.

Outre ces symptômes, cette petite fille offrait le phénomène singulier d'une tuméfaction qui atteignait à la fois la face, les cuisses et surtout l'abdomen. Cette enfant naturellement délicate, à chairs mollasses, était devenue énorme : ses chairs étaient dures et ne gardaient pas l'impression du doigt ; les jambes et les mains avaient conservé presque leur volume normal.

Le vendredi 15 octobre, cette tuméfaction était telle, et la respiration était devenue si difficile, qu'on pouvait craindre l'asphyxie ; un purgatif salin ne modifia en rien cette situation. Le dimanche soir, on lui administra 10 centigrammes de santonine. La nuit suivante fut encore plus agitée que les précédentes, et le lendemain vers onze heures et demie, après un sommeil d'environ une heure, l'enfant fut prise tout à coup de nausées, perdit rapidement connaissance ; en même temps elle était atteinte de convulsions très violentes de tous les membres, et principalement de ceux du côté droit ; les yeux, la face participaient à ces mouvements désordonnés qui durèrent jusqu'à cinq heures du soir, c'est-à-dire jusqu'au moment où la petite malade rendit trois ascarides lombricoïdes.

Dans les rares intervalles de calme relatif que laissèrent à l'enfant les accès convulsifs, on était parvenu à lui faire prendre environ 40 grammes de sirop d'éther.

Après l'administration de quelques doses de santonine, les convulsions ne reparurent plus : l'enfant rendit encore les jours suivants onze vers, dont l'un énorme.

La tuméfaction disparut rapidement, et au bout de quelques jours il ne restait plus qu'un peu de faiblesse.

Ces jours derniers, c'est-à-dire près d'un mois après les accidents que je viens de signaler, la tuméfaction tendait à reparaître; un vermifuge fut administré et provoqua de nouveau l'expulsion de plusieurs ascarides.

Il m'a paru utile de signaler ce fait, non pas tant au point de vue des convulsions qui ont accompagné la présence des vers et dont on connaît un grand nombre d'exemples, qu'à cause de cette tuméfaction considérable du tronc, de la face et des cuisses que je n'ai vu signaler nulle part, et dont je ne m'explique pas facilement la production.

(*Journal des Sciences médicales de Lille,* février 1881, t. III, p. 125).

ÉTUDE

sur les

ACCIDENTS SYMPATHIQUES

OU RÉFLEXES

DÉTERMINÉS PAR LES

ASCARIDES LOMBRICOÏDES

dans le canal digestif de l'Homme,

SPÉCIALEMENT

PENDANT L'ENFANCE.

Dans l'observation de M. Wintrebert, il s'agit d'une enfant qui fut prise d'accidents réellement étranges, inusités, dont l'état ne fut guère amélioré par la thérapeutique des symptômes, et qui guérit après avoir rendu un certain nombre de vers intestinaux sous l'influence d'un anthelminthique ordinaire.

Les points intéressants de ce fait sont d'abord l'étrangeté des accidents qui étaient dus à la présence des parasites; puis les œdèmes limités, localisés et cependant tenaces et d'une véritable importance; et enfin la valeur absolue du traitement vermifuge dans cette circonstance.

S'il y a lieu d'admettre que des accidents sérieux puissent être causés par les ascarides lombricoïdes.

Et d'abord, que faut-il penser de la question étiologique? Les accidents, dont M. Wintrebert a donné la relation étaient-ils bien dûs à la présence des ascarides lombricoïdes dans le canal digestif?

Cela parait certain ; mais il se trouve de nos jours beaucoup de médecins qui sont d'un avis contraire.

Parmi ceux qui s'occupent de pathologie infantile, il se trouve bien des praticiens qui affirment *à priori*, que tous les récits analogues à celui de M. Wintrebert sont invraisemblables. Ils en parlent comme d'un roman; et si quelqu'un objecte l'influence du traitement anthelminthique, leur réponse est toute prête : c'est une coïncidence [1].

Ne nous pressons pas de blamer l'absolutisme de nos confrères dans ce cas. Il y a bien des médecins qui voient beaucoup d'enfants malades, qui observent depuis de nombreuses années, qui étudient leurs petits malades avec tout le soin et toute la compétence désirables et qui n'ont jamais rencontré les accidents dits vermineux. Voyant beaucoup et depuis longtemps et n'ayant jamais rencontré de faits de cette nature, on s'explique qu'ils en nient la possibilité.

---

(1) Après avoir rappelé que Guersant ne croyait pas aux maladies vermineuses, M. Bouchut rapporte les doutes de ce savant auteur, bien qu'il ait été lui-même témoin d'un « cas dans lequel des convulsions mortelles ont été déterminées par la seule présence d'ascarides lombricoïdes. » M. Bouchut paraît apprécier sainement ces doutes en écrivant que « cette manière de voir est exagérée, car, encore une fois, nous nous plaisons à le répéter, nous sommes dans une mauvaise localité (à Paris) pour apprécier les accidents vermineux. Nous ne les observons pas aussi souvent que nos confrères qui exercent en d'autres lieux, surtout dans les campagnes. Il faut tenir compte de cette circonstance et ne pas se hâter d'accuser leurs récits d'exagération. » E. Bouchut, *Tr. prat. des maladies des nouveau-nés, des enfants à la mamelle et de la seconde enfance*, 5e éd. Paris, 1867, p. 584.

On conviendra toutefois que l'un d'eux va un peu loin, lorsqu'il accuse ses contradicteurs d'*Helminthomanie* (1).

Il suffit de s'en tenir à l'opinion courante. C'est celle qu'exprime M. le Dr Elie Goubert dans son livre « *Des vers chez les enfants et des maladies vermineuses* » (Paris, 1878), lorsqu'il proteste (page 12) contre les parents « qui accusent les vers dans toute maladie qui frappera leur enfant. »

Cette opinion s'est formée à la suite de l'enseignement des médecins de beaucoup de grandes villes. Guersant (2) disait qu'à Paris il n'y a qu'un enfant sur vingt qui soit porteur d'ascarides. Il en est plus ou moins de même dans la plupart des grandes villes.

---

(1) « Est-il permis de penser, avec M. Lombard, que les maladies produites par les vers, même par le tænia, n'existent pas, à moins qu'on ne veuille faire entrer l'*helminthomanie* dans le cadre nosologique.

» Cet auteur se vante de n'avoir pas, dans un espace de 40 ans, administré un seul vermifuge, car il pense, comme Browne, qu'on a des vers parce qu'on est malade, et non qu'on est malade parce qu'on a des vers. » Paul Fidelin. *Des accidents produits par les ascarides lombricoïdes et les oxyures vermiculaires.* Thèse 480, Paris, 1873.

(2) « On trouve dans la plupart des auteurs beaucoup d'erreurs ou même de relations fabuleuses sur ce sujet, et peu de notions précises. Plusieurs praticiens ont été tellement frappés de cette vérité, qu'ils sont tombés dans une sorte de scepticisme relativement aux maladies vermineuses, et les ont à peu près rayées du catalogue de la pathologie, tout en considérant néanmoins l'étude des vers intestinaux comme très curieuse, et même importante sous le rapport de l'anatomie pathologique et de l'histoire naturelle de l'homme. Cette opinion est celle de plusieurs hommes très distingués, et même de ceux qui, comme Rudolphi, Brera, Bremser, se sont le plus occupés des affections vermineuses. « Sauf quelques » exceptions, j'engage les praticiens, dit Bremser, à ne pas attacher trop d'impor- » tance à la présence des vers, et encore moins à une évacuation de ces animaux, » quand il s'agit de déterminer la cause d'une maladie. » C'était aussi la manière de voir d'Albers de Bremen, qui s'en expliquait avec moi dans une conversation que nous eûmes lors du dernier voyage qu'il fit à Paris. Il est certain, en effet, qu'on a très souvent attribué à la présence des vers plusieurs maladies auxquelles ces animaux sont entièrement étrangers. C'est surtout dans l'étude de la pathologie des enfants qu'on est le plus à même de se convaincre de cette vérité. On a toujours fait jouer un rôle beaucoup trop important aux entozoaires dans les maladies du premier âge. » Guersant. *Art.* VERS *du Dict. en 30 vol*, 2e édit. Paris, 1846, XXX, 668.

Ainsi s'explique-t-on que « des médecins ayant passé leur vie à soigner des enfants, » notamment M. H. Roger, professent que les symptômes dûs à des lombrics sont excessivement rares, que les seuls qu'ils puissent causer c'est de l'inappétence, un peu de diarrhée, des selles glaireuses, muqueuses et tout au plus, quand ces vers sont très nombreux, des troubles intestinaux qui, portés à un degré extrême, peuvent déterminer chez le malade un aspect typhique. M. H. Roger dit n'avoir jamais rencontré de convulsions chez les enfants atteints de vers ; or c'est le symptôme qui a passé pendant longtemps pour être le plus commun de tous, et M. Bouchut, lui aussi, a contesté sa fréquence (1).

Cette espèce de réaction contre les exagérations des anciens auteurs se retrouve un peu partout (2).

Parmi les auteurs récents il s'en rencontre cependant qui admettent la possibilité de « troubles généraux, sympathiques par action réflèxe. » D'après M. E. Goubert, « quelques observations que nous possédons ont un tel caractère d'authenticité que nous ne pouvons les nier (3). »

---

(1) E. Goubert, p. 18. — Cf. *Revue médicale française et étrangère*, 1864. Des ascarides lombricoïdes et de leur rôle dans la pathologie.

(2) « Nous savons, dit le Dr Charles West, de Londres, que les anciens écrivains ont beaucoup exagéré la fréquence des vers, et leur importance, en voyant des preuves de leur existence dans presque toutes les variétés de troubles intestinaux, et en attribuant à leur présence un grand nombre de formes de troubles sérieux du système nerveux. Toutefois, ajoute le même auteur, ils sont dans beaucoup de cas l'occasion d'un grand malaise, aggravent souvent les troubles des organes digestifs ou même leur donnent naissance, pendant que l'irritation que provoque leur présence, se propageant à la moëlle, produit quelquefois des convulsions ou d'autres symptômes nerveux redoutables. » Charles West. *Leçons sur les maladies des enfants*, trad. et annotées par le Dr Archambault. Paris, 1875, 823-824.

(3) *Loco cit.*, p. 20. Le même auteur donne à l'appui l'énumération suivante :

« Bouchut. *Accidents comateux* chez un enfant de deux ans atteint de lombrics ; expulsion, guérison (*Gaz. des hop.*, avril 1867). — *Epilepsie vermineuse*, fille de douze ans ; expulsion, guérison (*Journal de Méd. et Chir. prat.*, 1861,

« Des convulsions violentes, et d'autres symptômes cérébraux sont regardés comme une conséquence plus frappante de la présence des lombrics, dit M. Ch. West, que de toute autre variété des entozoaires.

» Toutefois, ajoute-t-il, il est arrivé que les plus formidables convulsions que j'ai jamais vu produites par les vers, dépendaient d'une immense quantité d'ascarides lombricoïdes, et cessèrent immédiatement après leur expulsion (1). »

Dans la première édition de leur savant *traité des maladies des enfants* (2), MM. Rilliet et Barthez écrivaient « les auteurs ont énuméré une foule de symptômes au moyen desquels on peut reconnaître l'existence des vers dans le tube digestif; notre expérience personnelle est loin de confirmer les résultats de nos devanciers. » Puis ils donnaient l'énumération et la critique de cette symptomatologie et ajoutaient « si la plupart des symptômes que nous venons d'énumérer sont illusoires, il n'en est pas moins positif que les vers intestinaux, par leur accumulation, par leur déplacement, ou par une action purement sympathique, produisent de sérieux accidents (3). »

XXXII, 295). — *Chorée vermineuse,* enfant de six ans; guérison après expulsion (*Gaz. des hop.*, 1862, p. 22).

» Meunier, thèse de Paris, 1867. *Accidents hystéro-épileptiformes*, fille de quinze ans, guérison après expulsion. — Accidents vertigineux observés à Sainte-Eugénie dans le service de M. Barthez : fille de onze ans; guérison.

» Bourgeois. *Revue Médic.*, II, 456. *Attaque de catalepsie* chez un enfant; guérison après expulsion.

» Des observations citées par Mondière, M. Davaine, etc. »

(1) C. West, *loco cit.*, XXXIXe leçon, 826.

(2) Paris, 1843, III, p. 608.

C'est aussi le sentiment exprimé par le professeur G. Andral. *Cours de pathologie interne, recueilli et rédigé par Amédée Latour.* Bruxelles, 1837, p. 41-1.

(3) *Ibid.*, p. 611. La modération que ces honorables auteurs apportent dans leur appréciation, peut être rapprochée de l'esprit qui les anime dans ce chapitre. « Nous n'avons pas l'habitude, écrivent-ils, de nier les faits que nous n'avons pu constater nous-mêmes.... » 609.

MM. D'Espine et Picot expriment pour la Suisse un avis analogue (1).

A Tubingue, le prof. Niemeyer n'était guère moins affirmatif. « Pour les ascarides, on peut dire, d'après lui, d'une manière presque absolue, que leur présence dans l'intestin ne produit aucun symptôme (2). »

En Belgique, « on trouve habituellement (l'ascaride lombricoïde) dans l'estomac ou l'intestin grêle des enfants bien portants (3). » Je me garderai de contester sur ce point l'affirmation de M. le prof. P. J. Van Beneden. Mais l'illustre maître de l'Université Catholique de Louvain me permettra ne pas partager son avis, jusqu'au bout.— « Il a peu d'enfants, écrit-il, qui ne nourrissent des ascarides lombricoïdes, quelle que soit leur constitution et au lieu de regarder leur présence comme un état maladif, on doit plutôt les considérer comme un état normal. De tous temps les médicaments qu'on a administrés contre ces vers ont causé plus de mal et ont produit plus d'accidents que les vers eux-mêmes (4). » Mais je ne veux pas insister sur cette phrase. Elle est peut-être du prof. P. Gervais. L'opinion qu'elle exprime n'est d'ailleurs pas nouvelle.

Le prof. Grisolle ne pouvait retenir une protestation contre une affirmation de ce genre : « Est-il raisonnable, écrit-il, d'admettre avec quelques personnes graves que les lombrics ne déterminent jamais d'accidents fâcheux, et que, loin d'être

---

(1) « Les anciens auteurs ont mis sur le compte des vers les affections les plus diverses ; mais un examen sérieux des faits permet de réduire considérablement le nombre des maladies vermineuses. » D'Espine et Picot. *Traité prat. des maladies des enfants*, 2e édit. Paris, 1880, p. 448.

(2) Niemeyer. *Élém. de path. interne et de thérapeutique*, trad. de l'allemand par Cullmann et Sengel. Paris, 1869, 2e édit. française, I, 603.

(3) P.-J. Van Beneden. *Les commensaux et les parasites dans le règne animal*. Paris, 1875, p. 209.

(4) P. Gervais et P.-J. Van Beneden. *Zoologie médicale*. Paris, 1859, II, 119

nuisibles, ils servent au contraire utilement à la nutrition, en débarrassant les intestins des matières non assimilables? Cette opinion, vers laquelle penchent quelques modernes, nous semble aussi erronée, continue Grisolle, que celle qui avait généralement cours dans la science pendant les derniers siècles, et qui consistait à regarder les vers intestinaux comme capables de produire tous les états morbides, depuis les plus légers jusqu'aux plus graves. La vérité ne saurait se trouver dans ces deux opinions extrêmes (1). ».

Bremser avait déjà fort bien relevé cette exagération (2).

M. le prof. Alfred Luton (de Reims), signale aussi l'opinion des médecins, qui « ne sont pas éloignés de croire à l'innocuité parfaite de ces parasites : ils concluraient volontiers à leur utilité même, comme pour certains épizoaires...... Il est peu d'enfants, même très bien portants, écrit-il, qui ne soient atteints d'ascarides lombricoïdes...... Il arrive même que dans quelques cas les helminthes exercent une influence avantageuse au profit de leur support. Zimmermann raconte dans son *Traité de l'expérience*, d'après Pechelin, le fait

---

(1) A. Grisolle. *Tr. él. et prat. de path. int.*, 7e édit. Paris, 1857, II, 430.

(2) Aux médecins opiniâtrément optimistes à propos des helminthes, Bremser adresse une réflexion intéressante :

« J'ai soigné pendant plusieurs années, écrit-il, un homme qui mourut par suite d'une paralysie des poumons. Je fis l'autopsie cadavérique, et je trouvai dans le rein gauche une pierre d'une grosseur considérable, et cependant sa présence ne s'était fait remarquer par aucun symptôme pendant la vie. Tous les anciens praticiens peuvent citer de semblables observations.

» Mais la circonstance que des vers sont fréquemment rendus sans avoir causé auparavant des dérangements, et que, d'un autre côté, la production des vers fait néanmoins toujours présumer un état contre nature, quoiqu'il ne soit pas toujours senti, a engagé quelques naturalistes d'admettre que les vers sont quelque chose de salutaire, et qu'ils sont destinés à se nourrir des substances qui surchargent ou incommodent le canal intestinal.

» Goeze était de cette opinion. »

Bremser. *Traité zoologique et physiologique sur les vers intestinaux de l'homme*, trad. par Grundler. Paris, 1824, p. 362-363.

d'un enfant qui avait une faim insatiable, une mémoire extraordinaire et un génie plus que médiocre, et qui perdit le tout après qu'on l'eut débarrassé de lombrics dont il était affecté (1). »

Il convient d'ajouter cependant, que, même dans les auteurs optimistes, on trouve une restriction.

« On ne saurait nier, écrivent les savants auteurs de la *Zoologie médicale*, que la trop grande multiplication (des ascarides lombricoïdes), n'ait besoin d'être combattue, et les mères de familles savent aussi bien que les médecins combien leur présence peut, dans certains cas, occasionner d'accidents. Des irritations du tube digestif et des phénomènes nerveux quelquefois très inquiétants, sont au nombre des plus fréquents (2). »

Il est véritablement curieux d'observer par quelles phases a passé la conviction de quelques médecins au sujet des ascarides lombricoïdes de l'Homme.

En 1836, on lisait à l'article *ascaride lombricoïde* du Compendium de médecine (Tome I, p. 336.1).« Quelques auteurs en ont fait (des ascarides) la source de toutes les maladies de l'enfance, de l'épilepsie, de la chorée, du délire, des convulsions. Cette opinion qui a rallié un si grand nombre de partisans n'est plus que ridicule aujourd'hui. Le temps est passé où l'on croyait guérir des pneumonies, des pleurésies vermineuses, par l'usage des amthelminthiques. » Et plus haut (p. 335). « On a exagéré bien certainement l'influence sympathique que l'irritation déterminée par les ascarides, peut envoyer au cerveau. Combien de médecins tombent dans une fatale erreur en s'obstinant à considérer comme un effet

---

(1) Art. ENTOZOAIRES (*Pathologie*) du *Nouveau Dict. de Méd. et Chir. prat.*, XIII, 379-380.

(2) P. Gervais et P.-J. Van Beneden, *l. c.*, II, 119.

des vers, ces symptômes qui appartienent à des encéphalites ou à des méningites commençantes ! Ils négligent l'affection principale pour combattre, à l'aide des vermifuges, celle qu'ils accusent de produire tous les accidents ; on les voit même se réjouir un instant d'avoir fait rendre au malade un certain nombre d'ascarides, et en conclure que leur diagnostic était fondé. Ils feignent d'ignorer que l'existence des lombrics étant très ordinaire chez les enfants, ils peuvent presque à coup sûr, en expulser quelques-uns lorsqu'ils donnent des substances anthelminthiques. » Puis se trouve la citation de Guersant, dans laquelle ce savant médecin d'enfants expose dans la première édition du dictionnaire en 30 vol. l'observation et l'autopsie d'un enfant, dont la mort lui a paru être causée par deux ascarides lombricoïdes.

Il serait trop long de mettre en parallèle le récit de ce même fait, selon qu'il se trouve dans la première ou dans la seconde édition du dictionnaire. Le contraste serait cependant intéressant.

En 1839, l'article *entozoaire* du même Compendium de médecine (Tome III) indique que les faits ont modifié la conviction des auteurs. « Les signes que nous venons d'énumérer, écrivent-ils, (...... cécité et surdité temporaires, ... convulsions partielles et générales, quelquefois délire), bien qu'ils ne puissent être considérés comme attestant la présence des vers dans l'intestin, méritent cependant l'attention du médecin et peuvent quelquefois faire soupçonner la maladie » (p. 342-1). Et plus loin : « Nous ne prétendons pas que jamais (les ascarides) ne puissent déterminer des troubles graves ; sans aucun doute l'intestin est lié au cerveau et à tous les autres viscères par d'étroites sympathies, et quand il renferme dans sa cavité des hôtes aussi incommodes que ceux-là, il peut en ressentir quelquefois des effets funestes...... Nous considérons encore comme fondée l'existence d'épilepsie, de chorée, de convulsions vermineuses, en ce sens que les vers agissent comme cause déterminante d'une maladie qui devait éclater à la première occasion. » (p. 349-2). Et ils concluent en citant Rudolphi à propos d'épilepsie, de chorée, d'éclampsie, de convulsions : « *Si talis mali fons latet, an et vermes accusandi veniant, inquirere, prudentis et circumspecti semper erit medici.* » (p. 350).

Personne ne songe à nier les abus d'autrefois.

J. J. Leroux indique comment de son temps encore (en 1826) on attribuait aux ascarides lombricoïdes, les maladies qui coïncidaient avec la présence de ces vers dans l'intestin.

Il cite l'observation d'un homme de 22 ans qui est atteint d'une « épilepsie périodique causée par des coups reçus sur la tête, » et après avoir rapporté le traitement anthelminthique qu'on lui fait subir (1), formule ainsi sa première conclusion : « Il fut prouvé que l'affection vermineuse n'avait pas été la cause de l'épilepsie, mais qu'elle faisait complication avec elle. »

Il faut avouer que dans le cours d'une épilepsie traumatique une complication de cette sorte passerait aujourd'hui parfaitement inaperçue.

Bremser a fort judicieusement travaillé à faire disparaître l'abus qui consistait alors à attribuer toutes sortes de maladies aux vers intestinaux.

« On a tort, écrit-il, de considérer (les vers) comme des êtres des plus malfaisants et comme les plus grands ennemis de la santé, ce que Fortassin a cherché à soutenir dans sa dissertation, (*Considérations sur l'histoire naturelle et médicale des vers du corps de l'homme*, présentées et soutenues

---

(1) « Cet homme reçut des soins d'un médecin de Paris qui, suivant alors la clinique, avait été témoin d'un accès, et qui, ayant remarqué que le malade avait les pupilles très dilatées, qu'il éprouvait des coliques fréquentes, soupçonna que la présence des vers dans l'intestin pouvait être la cause de l'épilepsie. Il fit prendre des anthelminthiques amers ; ce qui, en effet, fit rendre une grande quantité de vers, mais n'empêcha pas le retour des attaques. » J.-J. Leroux. *Cours sur les généralités de la médecine pratique*. Paris, 1826. VIII, 344.

à l'Ecole de médecine de Paris, le 22 ventôse, an XII, Paris, 1804.) D'après ce médecin, il n'y a pas une maladie qui ne puisse être provoquée par ces animaux; il les considère, en effet, comme la cause des affection du cerveau, des ophthalmies, des maladies de poitrine, des vomissements, des nausées, des éructations, de la gangrène, de la paralysie, etc. Ce médecin prétend également que les vers peuvent devenir une cause prédisposante des maladies périodiques et spasmodiques, en un mot, si l'on en croit M. Fortassin, il n'y a rien au monde de plus nuisible et de plus pernicieux que les vers intestinaux (1). »

Il est donc juste de le reconnaître : il y a eu de véritables abus dans la généralisation des maladies dites vermineuses. « Aussi ne doit-on pas s'étonner, selon l'expression de M. Puistienne, qu'à cette tendance si erronée ait succédé un mouvement de réaction non moins absolu et réellement exagéré. On rencontre fréquemment, en effet, des médecins qui refusent à ces parasites la moindre influence sur la santé.» Aussi, admet-on sans peine que ce même auteur (M. Puistienne) ait pu limiter le but de sa thèse « à rappeler les preuves de l'existence des troubles dus aux helminthes et à en chercher de nouvelles (2). »

Incontestablement « ..... il ne faut pas attacher une trop grande importance aux helmintes quand il s'agit de détermi- la cause d'une maladie.

» Cette opinion a malheureusement longtemps enrayé les progrès de la science, et, malgré les observations et les travaux d'un bon nombre d'auteurs, la pathologie de ces affections était encore peu avancée, lorsque l'ouvrage de M. Da-

---

(1) Bremser, *loco cit.*, 362-363.

(2) Antony Puistienne (de Paris). *Des helminthes et des accidents qu'ils determinent,* thèse N° 463 de Paris, 1875, p. 22-23.

vaine est venu..., faire sentir toute l'importance qu'il faut attacher à ce sujet (1). »

Une telle appréciation paraît absolument justifiée.

« Si la fréquence, écrit M. Davaine, si la fréquence et la gravité (des phénomènes sympathiques déterminés par la présence des ascarides lombricoïdes dans l'intestin), ont été fort exagérées à une autre époque, peut-être aujourd'hui ces affections sont-elles quelquefois méconnues (2). »

Tel paraît être aussi l'avis des professeurs Bouillaud, Grisolle, de MM. Berton, Bouchut, etc.

Une phrase de Valleix fera mieux encore apprécier combien la communication de M. Wintrebert est opportune.

« Une série d'accidents (vermineux), signalée par les auteurs, consiste dans diverses affections nerveuses, comme les *convulsions* et la *chorée*, dans des maladies graves, comme la *méningite*, les diverses *phlegmasies des parenchymes*, les *fièvres*; mais relativement à ces accidents, nous n'avons que des *observations en petit nombre, souvent incomplètes*, et *des assertions ordinairement exagérées de la part des auteurs*; ce qui tient, comme je l'ai dit plus haut, continue Valleix, à la tendance qu'ont toujours eue les médecins qui se sont occupé des maladies de l'enfance, à attribuer aux affections vermineuses presque toutes les maladies qui affectent les jeunes sujets ayant des ascarides lombricoïdes. Sous ce rapport, il en a été de cette affection comme de la *dentition laborieuse*, et l'on peut appliquer à la première les réflexions que j'ai faites à propos de celle-ci. On ne peut nier cependant que, dans certains cas, l'expulsion des vers n'ait mis fin à des troubles fort graves, du moins en apparence;

---

(1) Fidelin. *Thèse citée*, 5-6.

(2) C. Davaine. *Traité des entozoaires et des maladies vermineuses de l'homme et des animaux domestiques*, 2e édit. Paris, 1877, p. 132.

mais l'observation ne s'est pas prononcée assez formellement pour qu'on puisse préciser ces cas [1]. »

Depuis 1853, les observations analogues sont recherchées, et c'est sans aucun étonnement qu'on trouve dans la relation d'un chroniqueur de clinique que « M Bouchut fait remarquer combien ces cas rares (de maladies vermineuses) sont intéressants et souvent difficiles à reconnaître [2]. »

Il peut sembler étrange qu'à quelques années de distance, on ait vu dans le même milieu parisien les médecins tomber au sujet des maladies vermineuses dans deux excès opposés, d'abord ils trouvent l'influence des ascarides dans toutes les maladies, voyant des vers partout; et ensuite ils refusent de croire à leur présence, ou du moins ils ne leur reconnaissent aucune action nocive, lorsqu'ils ne vont pas jusqu'à affirmer leur utilité.

Cette contradiction est peut-être plus apparente que réelle.

On sait que d'après Guersant, on trouverait à Paris seulement un enfant sur vingt qui serait porteur d'ascarides. S'il faut en croire l'appréciation d'un bon nombre de nos contemporains, cette proportion à Paris aurait encore baissé depuis Guersant. Les ascarides seraient encore plus rares actuellement.

Mais il n'en a pas toujours été ainsi : les appréciations du professeur Achille Richard se rapportent à une époque assez antérieure à celle de Guersant. Or, *Achille Richard est très*

---

(1) F.-L.-J. Valleix. *Guide du Médecin praticien*, 3e édit. Paris, 1853, III 114-115.

(2) E. Goin. *Gaz. des hôp.*, 15 mai 1862, p. 226-1.

affirmatif « *on observe les ascarides lombricoïdes* **très souvent**, *écrit-il*, **à Paris** (1). »

Il y a donc eu un temps où les ascarides étaient communs ; puis un temps où ils sont devenus rares.

Personne ne contestera, ce semble, que les accidents sympathiques déterminés par les vers sont très rares relativement aux nombre des enfants qui rendent des vers. Lors même que les vers sont communs, les accidents sympathiques qu'ils déterminent sont encore peu nombreux.

Il est remarquable que, parmi les auteurs, tous ceux — il s'agit des médecins et non pas des naturalistes — tous ceux qui sont d'avis que tous les enfants ont eu, ont, ou auront des vers, ceux, par conséquent, qui considèrent les vers comme communs, ceux-là ne doutent pas de l'existence et même de la fréquence relative des accidents vermineux sympathiques. Tous ceux au contraire qui n'observent les vers qu'une seule fois sur vingt enfants et même moins encore, tous ceux par conséquent pour qui les vers intestinaux sont rares, tous ou presque tous contestent, ou du moins doutent de la possibilité des accidents sympathiques dus à ces parasites.

Cette rareté relative est actuellement bien connue pour toutes les villes. On comprend ainsi que beaucoup de praticiens de grandes villes appartiennent au second groupe.

Il n'y avait pas lieu d'insister aussi longtemps sur ce point, si les conséquences de l'enseignement médical de Paris n'avaient

(1) Ach. Richard. *Éléments d'Histoire naturelle médicale*. Paris et Bruxelles, 1831, I, 216.

En 1822, Hippolyte Cloquet affirmait que, parmi tous les vers parasites de l'homme, *l'ascaride lombricoïde était l'espèce* LA PLUS COMMUNE. — *Faune des médecins, ou histoire des animaux et de leurs produits, etc.* Paris, 1822, t. II, p. 94.

pas été exagérées ailleurs. Il est parfois utile de rappeler que telle observation médicale peut être vraie à Paris et ne l'être plus en d'autres lieux. S'il est juste de ne pas rester en deçà de la vérité, il n'est point moins juste de ne pas aller au-delà.

C'est donc un principe que l'on peut considérer comme acquis. Partout où les ascarides sont signalés comme fréquents, on admet l'existence de phénomènes nerveux sympathiques. Là aussi on admet la gravité de ces accidents sympathiques.

M. Davaine rapporte que les auteurs qui ont écrit sur les maladies de la zône tropicale sont unanimes sur la fréquence et la gravité des accidents déterminés par les ascarides lombricoïdes.

D'après M. Sigaud, ces vers compliquent la plupart des maladies sous les tropiques ; « ils causent souvent de graves lésions. Chez les enfants, ils donnent lieu à une série de phénomènes morbides, tels que convulsions, congestion cérébrale, etc (1). »

« D'après Bajon, *la maladie des vers*, avec le tétanos sont celles qui enlèvent le plus de monde à Cayenne. Il n'y a personne dit-il, de ceux qui sont dans le cas de faire l'ouverture à Cayenne de quelque cadavre, qui n'ait trouvé à son plus grand étonnement un nombre prodigieux de ces (ascarides lombricoïdes (2). »

Bajon affirme ailleurs que ces vers « produisent chez les enfants des maladies qui les font périr dans des convulsions affreuses avant qu'on ait quelquefois le temps d'y apporter remède (3). »

---

(1) Sigaud, *l. c.* — Cf. Davaine, *l. c.*, 132.

(2) Bajon. *Observat. sur quelques bons remèdes contre les vers de l'île de Cayenne*, in *Journ. Méd. Chir.* 1770, t. XXXIV, p. 69.— Cf. Davaine, *l. c.*, 125.

(3) *Ibid.*, p. 68.

D'après Pouppée-Desportes, les ascarides lombricoïdes ne seraient pas moins communs à Saint-Domingue, et ils déterminent chez les nègres des accidents tellement graves « qu'ils en meurent quelquefois subitement... J'en ai fait ouvrir, ajoute cet auteur, qu'on soupçonnait avoir été empoisonnés, et je n'ai trouvé d'autres causes de mort que des paquets de vers entortillés dans l'estomac et les intestins (1). »

Il en est de même dans les zônes les plus différentes.

D'après Magnus Huss, dans la province de Smaland (Suède), presque tous les habitants ont des ascarides lombricoïdes (2). » S'il faut en croire ce « médecin dont le mérite est généralement reconnu, » (Davaine), les accidents sympathiques sont si peu mis en doute « *que les moindres accidents nerveux sont traités par les vermifuges.* » Il en est de même dans le nord de la Hollande où « *des symptômes nerveux très graves sont fréquemment la conséquence* » de la présence des ascarides lombricoïdes (1).

M. Bouchut écrit cependant « qu'on n'a signalé (l'affection vermineuse) que dans la Hollande, l'Allemagne, la Suisse, dans quelques provinces de l'ouest de la France et dans les départements qui environnent Montpellier » Et, d'après le même auteur, « là cette maladie présente tous ces phénomènes singuliers et sympathique que nous avons si rarement occasion d'observer à Paris (2). »

C'en est assez pour affirmer que « l'importance de la présence des vers dans les voies digestives, quoique singuliè-

(1) Pouppée-Desportes. *Hist. des maladies de Saint-Domingue.* Paris, 1770, t. I, p. 39, 92; t. II, p. 271. — Cf. Davaine, *l. c.*, p. 125-133.

(2) Magnus Huss. *Krankh. de Schwed.* Extrait dans *Arch. gén. de Méd.*, Paris, 1856, p. 351. — Cf. Davaine, *l. c.*, p. 126.

(3) *Ibid.* — Cf. Davaine, *l. c.*, p. 133.

(4) Bouchut, *l. c.*, p. 581.

rement exagérée (autrefois), ne doit pas non plus être complètement annulée (1). »

« Une foule d'accidents, écrit M. le professeur Bouillaud, ont été attribués, sans preuve réelle ou même sans aucun fondement solide, à la présence des vers dans le tube digestif. Quelle maladie, surtout chez les enfants, le vulgaire n'attribue-t-il pas à cette présence ?... Toutefois, n'exagérons rien, et reconnaissons qu'il est des cas, encore mal déterminés peut-être, dans lesquels les vers intestinaux paraissent avoir provoqué des phénomènes plus ou moins graves, tels que des convulsions, des paralysies momentanées, etc. Ce qu'il y a de certain, c'est qu'on a vu quelquefois les phénomènes dont il s'agit se dissiper comme par enchantement après la sortie naturelle ou artificielle d'un ou de plusieurs vers intestinaux (2). »

La même année Guersant s'exprimait dans le même sens : « on trouve dans les recueils périodiques anciens et modernes beaucoup d'observation d'hydrophobie, d'hystérie, d'épilepsie, qui avaient résité à l'emploi des moyens thérapeutiques, conseillés dans ces maladies, et qui ont été combattues avec succès par les anthelminthiques, et ont cessé promptement à la suite de l'expulsion d'un certain nombre de vers lombrics (3). »

On peut donc admettre avec M. Fidelin qu' « il est devenu impossible, à moins de repousser l'évidence, de méconnaître

---

(1) « Il faut penser, avec Bremser, qu'on ne doit pas attacher trop d'importance à la présence des vers et encore moins à leur évacuation, quand il s'agit de déterminer la cause d'une maladie, et nous admettons, ainsi que M. Guersant, que l'on a toujours fait jouer un rôle beaucoup trop important à ces animaux dans les maladies du premier âge.

» Cependant il n'en est pas moins très utile de *connaître* et de *savoir apprécier* tout ce qui se rapporte aux entozoaires, soit pour éviter d'agir d'une manière inopportune, soit pour ne pas rester dans une inaction non moins fâcheuse. » E.-A.J. Berton. *Tr. prat. des Maladies des enfants*, 2e éd. Paris, 1842, p. 674.

(2) J. Bouillaud. *Tr. de nosographie médicale*. Paris, 1846. V, 307.

(3) Guersant, *l. c. Dict. en 30*, p. 688.

que les helminthes donnent lieu à des phénomènes très variés et parfois même assez graves pour entrainer la mort (1). » Ce dernier mot n'est que trop justifié (2).

---

(1) Fidelin. *Thèse citée*, p. 6-7.

(2) « Les affections causées par l'ascaride lombricoïde sont rares aujourd'hui à Paris. Dans les contrées où ce ver attaque toute la population, les médecins les observent fréquemment ; ils les traitent et les guérissent par les vermifuges. Dans nos colonies et dans les pays tropicaux, les phénomènes sympathiques, déterminés par la présence de lombrics, acquièrent souvent une grande intensité et parfois même ils sont suivis de MORT : Bajon et Pouppée-Desportes disent avoir fait ouvrir des enfants et des nègres morts dans des convulsions affreuses et qu'on soupçonnait avoir été empoisonnés ; mais ils n'ont trouvé d'autres causes de mort que des paquets de vers entortillés dans l'estomac et les intestins. » C. Davaine, article *Lombric*, in *Dict. enc. des Sc. méd.* Paris, 1870, 2e série, III, p. 95-96.

On cite au sujet des cas de mort :

Bajon. Négresse, coma, mort. *Ancien Journal*, *Observations sur quelques bons remèdes contre les vers de l'île de Cayenne*, 1770. XXXIV, 69 (Davaine).

Courbon-Perusel. Observations sur les vers lombrics, *Journ. méd. chir. pharm. de Corvisart*, XII-3 et XIII-315. Paris, 1806 et 1807 (Davaine). Ce sont peut-être les cas que Bremser ne considère pas comme tout à fait concluants.

Ebermaier. Enfant ; mort inopinée avec les convulsions, autopsie judiciaire, tous les organes sains, un grand nombre de lombrics dans l'intestin. *Gaz. Méd.*, 1834, p. 615 (Davaine).

Dr Sterz. Fille, 8 ans ; convulsions pendant sept heures, mort ; instruction judiciaire ; treize lombrics dans l'estomac, plusieurs centaines dans l'intestin grêle. *Med. Jahrb der Œsterr. Staats*, 1537. Bd XXII, 547. — *Arch. de Méd.*, 3e série, I, 480 (Rillet et Barthez, 620 ; Davaine).

Bretonneau. Mort rapide par inflammation intestinale (Valleix. *Guide du Méd. prat.*, 3e éd. Paris, 1853, III, 115).

Dr Tisseire. Perforations mortelles de l'intestin grêle, dues à des ascarides lombricoïdes. *Gaz. méd. de l'Algérie*, 15 avril 1858 (Davaine).

Dr Bourguet (de Rodez). Perforation de l'intestin grêle par des lombrics (?), autopsie judiciaire.— *Gaz. Méd. de Montpellier*, 1859. XII, N° 1, p. 16 (Davaine).

Dr Le Barrillier. Observation d'affection vermineuse : perforation, mort. — *Moniteur des Sc. méd. et pharm.*, 22 oct. 1861 (Davaine).

Daquin. Garçon 10 à 12 ans ; vomissements, coliques, « a l'air d'avoir perdu complètement la raison ; saute de son lit, ôte sa chemise et se roule à terre, etc. » Mort. A l'autopsie « on n'ouvre pas la tête », mais l'intestin grêle et le cœcum « étaient tellement remplis de vers, qu'ils paraissaient y avoir été mis de force. » (Bremser, *l. c.*, 380 ; Rillet et Barthez, *l. c.*, 621).

Campenon. Homme ; 24 heures de coliques violentes, mort. Autopsie ; cœcum

Il n'est pas douteux en effet que « les maladies vermineuses, quoique bien plus restreintes qu'on ne l'a cru autrefois, existent cependant et causent parfois des accidents graves, même la mort. »

---

et colon remplis et entièrement distendus par un peloton (367) d'ascarides (Bremser, *l. c.*, 382; Puistienne, 27).

M. le Dr Puistienne note un cas de mort dans ces termes : Un adulte, bien portant jusqu'alors, mourut après quelques jours d'atroces souffrances abdominales. On trouva l'intestin grèle obstrué par une prodigieuse quantité de lombrics. (*Journal de Méd., de Pharm. et de Chir.*) — C'est peut-être l'un des faits relatés plus haut.

Dr Halmagrand. Six ans. Coliques, vomissements, puis facies cholériforme ; mort. — Intestin grèle absolument oblitéré par une masse énorme d'ascarides lombricoïdes. — *Union médicale*, 1856 (Puistienne, 26).

Prof. Burgraeve (de Gand). Homme, 58 ans, — n'a jamais été mordu, — présente tous les symptômes de l'hydrophobie la mieux caractérisée ; mort. « On ne trouva à l'autopsie qu'un paquet d'ascarides engagé dans l'extrémité inférieure de l'œsophage. — *Gaz. des hop.*, 1854 (Puistienne, 51).

Dr Perrin. Autopsie judiciaire d'un enfant de 2 ans, mort tout à coup sans l'assistance d'aucun médecin. Un peloton de lombrics oblitérait l'intestin. — *Soc. de Méd. de la Sarthe*, 1852 (Fidelin, 20).

Serres. 13 ans. Symptômes d'hydrophobie, six mois après avoir été mordu par un chien enragé ; mort. Prodigieuse quantité de lombrics dans l'intestin grèle. — *Journal de Boyer, Corvisart, etc.* XXV, 258 (Davaine, Bouchut, etc.).

....., de Gênes, 1787. Garçon, 9 ans. « Hydrophobie très caractérisée, quoiqu'il n'eût pas été mordu par un chien ou par quelque autre animal ; mort. Sortie par les narines de vers lombrics ; tout le tube digestif est plein de ces vers. » *Dict. des Sc. méd.*, art. CAS RARES, p. 242 (Davaine, Bouchut, etc.).

En 1855, Velpeau communique une observation de mort par perforation (Dr Rayer, de Joinville). « Pendant longtemps on a cru que les lombrics ne pouvaient perforer l'intestin ; en y regardant de près, on a contesté la possibilité de cet accident... Mais de ce fait, il serait difficile d'échapper à la nécessité d'admettre que la perforation a été bien effectivement produite par le lombric. » *Gaz. des hôp.*, 1855, 463.

Mais la critique ne peut se contenter de simples affirmations.

C'est assez dire l'importance du fait suivant qui constitue une véritable démonstration.

« Le fait que les vers peuvent occasionner des symptômes graves, analogues à ceux de l'hydrocéphale, je l'ai révoqué en doute, dit le prof. A. Vogel (de Dorpat), jusqu'au moment où j'ai pu m'en convaincre moi-même.

» On amena, il y a quelques années, à l'hôpital des enfants de Munich, un enfant réduit à la dernière extrémité, et qu'on disait atteint, depuis quelques jours

Ces maladies vermineuses « disparaissent en général promptement quand un traitement vermicide énergique débarrasse l'économie des entozoaires. » (Fidelin, thèse, p. 42).

---

seulement, des convulsions les plus graves. Il offrait tous les symptômes d'une *méningite aiguë* arrivée à la dernière période, et il mourut au bout de quelques heures.

» Or, à notre grand étonnement, nous trouvâmes à l'autopsie le cerveau et ses membranes parfaitement intacts, de même le cœur et les poumons, le foie, la rate et les reins; mais, dans le canal intestinal, il y avait *plus de cent lombrics* réunis en pelotons plus ou moins gros, qui remplissaient par endroits tout le calibre de l'intestin et avaient fortement rougi la muqueuse. » A. Vogel. *Tr. él. des mal. de l'enfance,* trad. de l'allemand sur la 4e éd. par les Drs L. Culmann et Ch. Sengel, de Forbach. Paris, 1872, p. 210.

C'est là un fait qui prouve assez le bien fondé de l'appréciation de M. C. Davaine « si la fréquence et la gravité (des phénomènes sympathiques déterminés par la présence des lombrics dans l'intestin) ont été fort exagérées à une autre époque, peut-être aujourd'hui ces affections sont-elles quelquefois méconnues. » C. Davaine. *Traité des entozoaires*.... 132.

Ce fait est d'autant plus important, qu'avant de le rapporter, le prof. A. Vogel exprime ainsi son appréciation sur la pathologie des helminthes : « Les convulsions les plus variées, surtout la chorée et l'épilepsie, ont été mises sur le compte des entozoaires. Cette manière de voir ayant aussi gagné du terrain dans le public, on m'a prié, dans plusieurs cas de ce genre, de chasser les vers; mais jamais je n'ai vu, tout en employant les remèdes les plus énergiques, ni partir des vers, ni, en général, se produire un changement dans les convulsions. La coïncidence entre les vers et la chorée ou l'épilepsie paraît donc être purement accidentelle. » A. Vogel, *l. c.,* 209.

Diagnostic des accidents vermineux.

Mais il n'est pas sans difficulté d'établir l'indication de ce traitement vermicide. Et il est juste de reconnaître que c'est souvent par tatonnements ou par une heureuse fortune qu'un bon résultat a pu être obtenu.

C'est ce qui résulte de la plupart des faits observés ; c'est encore ce qui paraît résulter de l'observation publiée par M. Wintrebert.

Telle n'est pas cependant l'opinion de tous les auteurs.

« Le praticien sérieux et doué de cette aptitude spéciale qui caractérise le vrai médecin, saura découvrir, sous les manifestations les plus diverses ou les plus insolites, les allures propres à une même affection, dit M. A. Puistienne (p. 31).

» Tel est l'état que nous désignons, continue le même auteur, du nom d'*helminthiase*, et loin d'y voir une affection spéciale, une entité morbide définie, nous comprenons sous cette dénomination une série d'accidents toujours symptomatiques et variant selon une foule de circonstances. »

Sans vouloir discuter cette appréciation de M. Puistienne, on en peut retenir deux choses : l'une, c'est que l'*helminthiase*, loin d'être une affection spéciale, une entité morbide, se manifeste par les symptômes les plus divers, les plus insolites, l'autre c'est que le fait de démasquer une affection vermineuse appartient moins à la science qu'à l'art du médecin.

Toutefois, ici encore il ne faut rien exagérer.

Et d'abord, presque tous les praticiens admettent avec M. Bouchut que « quand les ascarides existent en même temps que la fièvre typhoïde, ou toute autre affection, ils ne changent rien à la marche de la maladie, dont l'expression symptomatique est la même [1] ».

Ce qui ne paraît guère contestable, c'est que les accidents sympathiques, surtout lorsqu'ils sont « moins nettement accusés, réclament souvent la plus grande attention pour établir le diagnostic [2]. » On peut même affirmer que bien des fois ce diagnostic n'a pas été fait, malgré la plus grande attention.

Aussi est-ce très justement que M. Ch. West enseigne que « la présence d'un lombric dans les garde-robes, son expulsion par le vomissement (constitue) souvent la première manifestation de leur présence [3]. » Ce fut longtemps aussi le seul *critérium* pour établir le diagnostic.

Mais cet élément ne mérite pas la valeur qui lui a été attribuée. « L'expérience a prouvé (en effet) qu'on pouvait rendre un ou plusieurs vers sans en avoir d'autres et que d'autres fois on pouvait en avoir les intestins pour ainsi dire farcis sans en rendre un seul [4]. »

Le seul véritable *critérium* pour le diagnostic, c'est la présence des œufs d'ascarides lombricoïdes dans les matières stercorales.

---

(1) Bouchut, *l. c.*, p. 585. L'expression « *complication* » dont se sert M. Fidelin ne semble pas justifiée : « Un grand nombre des habitants (de la campagne) ont eu, pendant leur vie, des accidents plus ou moins graves causés par les entozoaires ; la plupart des maladies y subissent cette complication. » Page 7.

(2) A. Puistienne, *l. c.*, p. 29. « Les troubles simulant diverses névroses et dus aux helminthes nous paraissent non-seulement incontestables, mais encore relativement assez nombreux, eu égard à l'ensemble des autres accidents de l'*helminthiase.* » (*Ibid.* p. 51-52).

(3) Ch. West, *l. c.*, p. 826.

(4) Fidelin, *l. c.*, p. 35.

Personne, jusqu'ici, n'a contesté la valeur de ce symptôme (1).

---

(1) La recherche des œufs des lombrics dans les matières évacuées par les malades donne un moyen de diagnostic facile et certain. En effet, nous avons vu que les œufs de ces entozoaires ne se développant que plusieurs mois après la ponte, sont évacués avec les féces; il suffit donc d'en faire *la recherche au microscope*. Mais pour que cette recherche puisse devenir un moyen pratique de diagnostic, il faut que le nombre des œufs soit tel qu'on les trouve tout de suite et qu'ils aient les caractères assez précis pour qu'on ne puisse les confondre avec d'autres petits corps. Or, c'est ce qui a lieu en effet : Eschricht évalua le nombre des œufs d'un lombric dont il fit l'examen à soixante-quatre millions (64,000,000). Leuckart estime la ponte d'un ascaride lombricoïde à soixante millions d'œufs par an, soit quinze mille par jour. Ce serait, chez un individu atteint d'un seul lombric femelle et régulier dans ses fonctions, quinze mille œufs par garde-robe. Leur recherche n'est donc pas difficile, en voici la preuve clinique : j'examinai les garde-robes d'une jeune fille venant de la campagne, et j'y découvris un grand nombre d'œufs d'ascaride lombricoïde. Ayant formé avec une portion de ces matières des parcelles aussi exactement que possible de la grosseur d'un grain de blé, je comptai dans chacune d'elles depuis 320 jusqu'à 3,000 œufs. Après l'administration de la santonine, cette jeune fille évacua vingt-deux lombrics, dont treize femelles et neuf mâles.

Chez un jeune garçon, les œufs étaient assez nombreux pour que l'on en trouvât toujours au moins un dans le champ du microscope. Après l'évacuation d'un seul lombric à l'aide d'un vermifuge, les garde-robes cessèrent de contenir des œufs.

Les œufs des diverses espèces des vers intestinaux de l'homme diffèrent tellement entre eux, qu'il n'est pas à craindre de les confondre avec celui de l'ascaride lombricoïde. Celui-ci est ovoïde; il a environ $0^{mm}075$ de longueur, et $0^{mm}058$ de largeur. Il diffère notablement, après avoir séjourné dans les matières intestinales, de ce qu'on le voit dans l'oviducte avant la ponte. *La membrane extérieure devient opaque, jaunâtre, et masque presque complètement la membrane interne*, de telle sorte que l'œuf de l'ascaride lombricoïde est alors *mamelonné, muriforme, jaune ou brun.*

Les seuls corps avec lesquels on puisse confondre l'œuf de l'ascaride lombricoïde sont les zoospores de quelques champignons qui vivent en épiphytes sur certains végétaux, telles sont les zoospores des *cystopus* et les spores de la truffe. Les premières ont leur diamètre plus petit que celui de l'œuf de l'ascaride lombricoïde; on ne les trouverait d'ailleurs qu'en fort petit nombre et accidentellement. Les spores des truffes n'ont que $0^{mm}03$ à $0^{mm}05$ de diamètre, et les aspérités dont elles sont couvertes représentent de véritables épines, ce qui leur donne l'aspect de la châtaigne recouverte de son brou, tandis que l'œuf du lombric a l'apparence d'une mûre. Le plus ordinairement, d'ailleurs, ces spores se trouvent dans les garde-robes renfermés au nombre de trois ou quatre dans leur sporange. La con-

Sans insister sur ce que cette recherche présente de répugnant, on peut présumer qu'une exploration de cette sorte sera toujours peu faite par les praticiens.

C'est ainsi qu'il faut expliquer l'appréciation de M. Fidelin : « Toutes les fois que dans une contrée où les vers règnent endémiquement, on ne peut reconnaître la cause d'une maladie, et quand une thérapeutique rationnelle n'amène aucun amendement, je pense, dit cet auteur, qu'il est bon de donner des vermicides, et cela avec d'autant plus de confiance qu'ils sont innocents. Dans nos campagnes, les mères, dans la crainte des vers, bourrent leurs enfants de semen-contra, de mousse de Corse, de tanaisie, etc., jamais il n'arrive d'accidents à la suite de ces médications souvent intempestives. » (p. 35).

Tout en faisant des réserves au sujet de l'innocuité des vermifuges, on peut incontestablement confirmer cette appréciation, qui n'est autre que celle des anciens : En présence de phénomènes étranges, qui ne peuvent pas être aisément rapportés à un type connu et bien défini du cadre pathologique, il faut songer chez les enfants à des accidents vermineux. Il y a indication de faire usage des anthelminthiques.

C'est bien le cas de l'observation présentée par M. Wintrebert.

Son appréciation est donc parfaitement justifiée.

---

fusion est donc très facile à éviter. Si, souvent, il peut être utile de reconnaître la présence des lombrics dans l'intestin, il peut être aussi parfois utile d affirmer leur absence. Le petit-fils de l'un de nos chimistes les plus éminents ayant été atteint de phénomènes graves, les médecins qui lui donnaient des soins pensèrent à des accidents vermineux ; mais l'examen des matières intestinales me fit constater l'absence des vers. En effet, l'enfant mourut quelque temps après d'une méningite. — C. Davaine. *Dict. enc. des Sc. méd.*, 2e série, III, *art.* LOMBRIC, 94.

Formes décrites des accidents vermineux sympathiques.

Le vrai peut quelquefois n'être pas vraisemblable, dit-on. Aussi est-il juste de prévoir que l'étrangeté même des accidents, puisse faire naître quelques doutes.

Il n'y a pas lieu d'insister sur les cas de tremblements, et de mouvements choréiformes. « Quoique Blache, dans le dict. en 30, ait soutenu que la chorée ne pouvait être produite par les vers, parce qu'aucun de ses malades n'en avait rendu, je pense dit M. Fidelin (p. 17), que la présence des helminthes peut déterminer cette affection. » Hufeland, Tomassen, Wechers, Bessières, Fitz Maurice, Sylvestre, Dufau, Bouchut, Mondiére, Schenck, (1), etc. sont d'avis que la présence des

---

(1) — Fille, 12 ans. Grimaces, rires involontaires; expulsion de lombrics; guérison. — *Journ. de Méd. et de Chir. prat.*, 1833, p. 332 (Mondière, Davaine, Bouchut).

— Autre cas. Expulsion de huit lombrics; guérison. — *Même Journal,* 1831, p. 269 (Mondière, Davaine, Bouchut).

Hufeland. — *Biblioth. méd.*, LXVII, 149 (Davaine, Bouchut).

Thomassen (à Thuessink). Fille, 6 ans. Chorée; évacuation de lombrics; guérison. — *Journ. méd. chir. pharm. de Corvisart,* 1810, XIX, 77 (Bremser, 371; Puistienne, 51).

Wechers, dans Schenck. Tremblements universels chez un enfant de 4 ans; cité par Baumès (Davaine, Bouchut).

Bessières. Chorée; expulsion d'une grande quantité d'ascarides lombricoïdes; guérison. — *Journ. de Méd. et de Chir. de Toulouse*, XI, oct. 1848 (Davaine).

U. Fitz Maurice. 6 ans, « mouvements choréiformes simulant une chorée vraie; expulsion de paquets d'ascarides; guérison rapide et cessation des mouvements choréiques ». *The Dublin Journal of medic. Sc.*, janvier 89 (*Revue des Sc. méd.*, prof. Hayem, 1876, 823).

Sylvestre. (Sur des mouvements convulsifs occasionnés par des vers. *Journal de Roux*, XXXIV, 424.) « Convulsions violentes qui ressemblent à la danse de Saint-Guy; » « évacuation d'environ trois cents vers; » guérison (Bremser, 373).

Dufau. Chorée. Beaucoup de vers par haut et par bas; guérison (Bremser).

Bouchut. Fille, 6 ans 1/2. Chorée, trouble de la parole depuis dix-huit jours;

ascarides lombricoïdes dans l'intestin, non-seulement peut déterminer, mais a réellement déterminé un ensemble de symptômes que l'on peut rapprocher de la chorée classique.

Il n'y a pas lieu d'insister davantage sur les convulsions plus ou moins parfaitement épileptiformes et qui sont attribuées aux ascarides lombricoïdes (1).

---

au microscope, œufs d'ascarides dans les selles ; santonine, 50 centigr. ; un seul ascaride lombricoïde ; guérison (E. Goin. *Gaz. des hop.* du 15 mai 1862, 226-1).

Mondière. Fille, 14 ans. « Chorée intense, dont l'agitation convulsive durait même la nuit. Une foule de traitements furent essayés, mais en vain. » Écorce de racine de grenadier ; expulsion de 32 lombrics et 1 tænia ; guérison. — *Gaz. des hop.*, 1843 (Puistienne, 50).

Schenck, d'après Fidelin, 18.

Léveillé, idem.

Dubroca de Barsac. X., 8 ans. Symptômes de la chorée très prononcés, et quelques-uns de ceux que l'on attribue à la présence des vers dans les intestins ; anthelminthiques et purgatifs ; guérison. — *Recueil des travaux de la Société médicale d'Indre-et-Loire* (*Gaz. méd. de Paris*, 1834, p. 90).

Mingues fils, dans la *Revue thérapeutique du Midi*, aurait publié DEUX observations analogues (Fidelin, 18).

C'est avec doute que M. Fidelin compte « *les* QUATRE *observations du Docteur Zabriska*, rapportées dans le *Journal des connaissances médico-chirurgicales*, et dans lesquelles on voit la chorée ne pas s'amender par les traitements les plus préconisés, et disparaître subitement par l'emploi de la *Sanicula Marylandica.* »

Fidelin. Fille, 12 ans. « tout à coup prise de mouvements irréguliers dans le bras gauche, et peu après chorée intense s'étendant à tout le corps ; » expulsion de nombreux ascarides ; guérison en quelques jours (p. 14). M. Puistienne (50-51) range ce fait et le suivant parmi ceux de convulsions vermineuses.

Fidelin. X., 12 ans. Quatre fois en quatre mois, mouvements choréiques pendant plusieurs jours ; traitement anthelminthique ; guérison (p. 15).

(1) *Wahlbom.* DEUX cas. — Convulsions violentes sans perte de connaissance ; vermifuges ; expulsion de lombrics et d'oxyures ; guérison. — Nils Rosen de Rosenstein, *Traité des maladies des enfants*, trad. Paris, 1778, p. 394 (Davaine, Bouchut).

Mangon. Enfant, 3 ans. Convulsions générales tétaniformes avec perte de connaissance ; anthelminthiques ; expulsion de trente-quatre lombrics ; guérison. — Extrait de la correspondance de M. le Dr Mangon, etc., in *Journ. gén. de Méd. Chir.* Paris, 1819, LXVII, 72 (Davaine, Bouchut).

Gaultier de Claubry père. 3 ans. Convulsions répétées ; huile de ricin, expul-

Les faits connus ne sont cependant pas dépourvus d'intérêt.

---

sion de nombreux lombrics ; guérison. *Journ. gén. de Méd. chir.* etc. *de Sédillot.* Paris, 1818, LXIII, p. 301 (Davaine, Bouchut).

Idem. Autres observations. *Même Journal de Sédillot*, XI, p. 286 (Davaine, Bouchut).

Ménard. Convulsions ; expulsion de trente-quatre lombrics ; guérison. *Revue méd.*, 1829. I, 226 (Davaine, Bouchut).

Prost. Obs. citée plus loin.

Mangon. Garçon, 9 ans. Syncope, vomissements, convulsions, puis paralysie du côté droit ; anthelminthiques ; en cinq jours quatre-vingt-sept lombrics sont rendus, dont deux par vomissement, les autres par les selles ; guérison complète le 12e jour. *Loco cit.*, p. 76 (Davaine).

Houzelot. Accidents fréquemment répétés et de longue durée, consistant en perte de la vue, de l'ouïe et de la parole ; convulsions tétaniques et épileptiformes, etc. ; expulsion d'environ deux cents lombrics ; guérison. — *Journal de Sédillot*, 1804. XIX, 353 (Davaine).

Dr Sterz. Convulsions ; mort. — *Obs. citée plus loin.*

Riecke (de Stuttgard). Fille, 20 ans. Rend plus de cent vers lombrics ; guérison (*Gaz. méd de Paris*, 1846, 350-2).

Bouchut. Épilepsie vermineuse ; diagnostic par les œufs ; santonine et lavements de chloroforme ; guérison. — *Journal de Méd. et de Chir. prat.*, XXXII, juillet 1861 (Davaine).

Dr Laugier (de Vienne). Accidents cérébraux simulant la méningite, dus à la présence d'ascarides lombricoïdes dans les intestins. *Gaz. méd. de Lyon*, 16 déc. 1863, p. 545 (Davaine).

Thomassen. Canonnier, 20 ans. Épilepsie, etc. ; vermifuge de Stœrk, *geoffrea*, purgatifs, quinquina ; évacuation de paquets de vers ; guérison complète. (Bremser, 372).

Delacroix. Convulsions ; sept ascarides rendus par la bouche ; guérison (Bremser, 374 ; Puistienne, 41).

Michel. Obs. citée plus loin. (Davaine, Bouchut).

Puistienne. « DEUX fois un *hoquet*, durant environ un quart-d'heure, se montrait après chaque repas. Dans celui du cas de hoquet qui m'est personnel, on remarquait la plus constante régularité d'apparition ; il était en outre très bruyant. Ces DEUX cas de hoquet étaient accompagnés de *convulsions* ou de *contractures* sur d'autres points de l'organisme. » (p. 46).

Meunier (thèse 1867). Fille, 11 ans, à l'hôpital Sainte-Eugénie. « Vertiges, étourdissements périodiques depuis deux ans. Tous les cinq ou six jours, elle avait un vertige, tombait sans jeter un cri, puis se relevait quelques minutes après sans se rappeler quoi que ce soit. » Santonine ; expulsion de lombrics ; guérison. (Puistienne, p. 48).

Delaroque. Garçon, 7 ans, fils d'épileptique. « A plusieurs reprises, il avait

On n'en dirait pas moins des faits dans lesquels on a aussi

---

rendu des lombrics, et après chaque expulsion, les accidents étaient devenus plus rares... » Vermifuge ; expulsion de trente-quatre ascarides lombricoïdes ; guérison. — *Journal de Méd. et de Chir. prat.*, 1836, II (Puistienne, 49).

...... Pierre M., à 12 ans, ptyalisme, contraction des muscles de la face et des yeux, agitation continuelle. « Attaque d'épilepsie nettement caractérisée, qu'on attribua à la frayeur.... ; un vermifuge ; tout cesse pour sept mois. Puis retour des accès d'épilepsie fréquents et intenses.... ; plusieurs anthelminthiques ; expulsion de nombreux ascarides ; tout cesse définitivement. » *Journal gén. de méd. de Sédillot*, floréal an XII (Puistienne, 50).

...... 7 ans. Depuis longtemps attaques d'épilepsie bien caractérisées ; expulsion spontanée de lombrics ; vermifuge ; nombreux ascarides ; guérison. — *Journal de Med. prat.*, 1831 (Fidelin, 29 ; Puistienne, 50).

...... Fille, 10 ans. Accès d'épilepsie depuis un certain temps ; expulsion de plusieurs ascarides ; guérison (Fidelin ; Puistienne, 50).

Thèse de Pasquiou. Garçon, 9 ans. Perte de connaissance, convulsions et vomissements ; la connaissance revient, reste hémiplégie à droite ; anthelminthiques ; expulsion par haut et par bas de 77 lombrics en dix jours ; guérison (Puistienne, 53). — *Il importe de remarquer que cette observation se rapproche par bien des points de l'observation de Mangon. On ne peut que regretter de ne pouvoir remonter au récit original de ces deux observations.*

Lardier. Convulsions des extrémités (*Obs. citée plus loin*).

Alph. Pouillet. Garçon, 2 ans 1/2. Convulsions intenses, etc. ; santonine, absinthe ; évacuation de trois ascarides lombricoïdes par la bouche, un par le nez et quatre par l'anus ; guérison. — *Bull. méd. du Nord*, 1872, p. 34.

Dr Suck (de Wolmar). Fille, 12 ans. Violente céphalalgie, puis délire furieux avec convulsions étendues et énergiques ; plus tard encore, calme avec contracture des muscles des yeux. Plusieurs vermifuges ; expulsion d'une quantité prodigieuse d'oxyures et de lombrics ; guérison (Puistienne, p. 54, d'après Bremser).

P. Fidelin. Garçon, 8 ans. Bras et jambes agités d'un mouvement continuel, yeux convulsés, dysphagie ; les accès sont séparés par un repos d'une demi-heure et durent en moyenne vingt minutes. Tous les mois environ, expulsion spontanée de vers ; un gramme de calomel en dix paquets, un toutes les heures ; puis un lavement purgatif ; expulsion d'un paquet de vers lombricaux ; guérison. (*Thèse citée*, 14-15).

Idem. Garçon, 12 ans. Observation analogue à la précédente ; elle en diffère en ce que les accidents n'ont cédé qu'à un traitement anthelminthique très énergique (*Ibidem*, 15).

Idem. Garçon, 11 ans (observ. communiquée). Le 8 août, convulsions, grincements de dents ; 4 sangsues derrière les oreilles et potion calmante. Plus tard, apparence de méningite : 8 sangsues à l'anus, sinapismes aux jambes, lavements purgatifs, un centigramme de calomel toutes les heures. — Le 9, l'enfant est

relaté des désordres nerveux hystériformes (1). De même

---

encore sans connaissance ; continuation du calomel, un vésicatoire à la nuque, sinapismes aux jambes. Plus tard, face sans contraction et sans expression, les yeux fermés, mouvements continus des membres inférieurs, de temps en temps cris plaintifs qui ne sont point les cris encéphaliques. Pas de connaissance, pas de raideur des membres ; 80 pulsations. 2 gr. semen-contra ; expulsion de deux lombrics et d'une grande quantité d'oxyures. — Le 10, retour de la connaissance. 4 gr. semen-contra ; nouvelle expulsion. — Le 11, idem. — Le 13, la guérison est complète. (*Ibid.*, 15-16).

(1) 1° *Dufau.* Fille, 9 ans. Hystérie grave pendant plus d'un an ; évacuation d'un « nombre immense » d'ascarides lombricoïdes et d'oxyures ; guérison. — *Journal de Méd.*, 1768. XXIX, 120. (Davaine, Bouchut, Fidelin, etc.)

2° Un autre cas. *Même Journal,* XXXVI, 38. (Davaine, Bouchut).

3° « Observation de laryngisme par vermination, par le Dr Piétro Lussana :

» Une fille de 22 ans, dont la santé avait toujours été excellente, fut prise, vers le milieu du mois d'avril 1860, de raideur musculaire ; elle éprouvait en même temps de la dyspnée et un sentiment de constriction à la gorge. Néanmoins, elle put encore vaquer à ses occupations pendant trois ou quatre jours.

» Le 16 avril, au matin, elle fut atteinte d'un véritable accès de suffocation. Appelé en toute hâte, le Dr P. Lussana trouva sa malade dans l'état que voici : Elle est debout, soutenue par deux femmes ; elle agite incessamment la tête et les bras ; elle pousse des cris étouffés ; elle porte fréquemment les mains sur la région laryngienne et dit que là est tout son mal. La respiration est difficile ; la pupille est tellement dilatée qu'on n'aperçoit plus qu'un segment très étroit de l'iris. L'intelligence est parfaitement intacte. Le pouls est très petit, irrégulier et extrêmement fréquent ; ce n'est qu'avec de grands efforts que la malade parvient à avaler quelques gouttes de liquide. Au bout d'un quart-d'heure, les accidents étaient un peu calmés ; mais ce n'était, à vrai dire, qu'un calme relatif : la respiration et l'émission de la voix restaient difficiles. Pendant ces instants de relâche, cette fille peut maîtriser les mouvements de sa tête et de ses bras, et elle cesse de crier.

» M. Lussana prescrit le séjour au lit, un repos absolu, et il fait préparer une infusion de sené, de semen-contra et de tanaisie, que l'on administra pendant les rémississions. A midi, il y a une selle abondante ; vers 2 heures, la malade rend un lombric ; à 5 heures, troisième évacuation alvine.

» A dater de ce moment, les accidents ont été en s'amendant.

» Le 17, on fait répéter l'infusion ci-dessus, mais sans résultat. Le 20, la malade se trouve tout à fait bien, et le 21 elle reprend ses occupations.

» Les conséquences physiologiques et pratiques de ce fait, dit M. Lussana en terminant, apparaissent d'elles-mêmes ; les phénomènes observés, malgré leur apparence multiforme, n'étaient en réalité que des phénomènes réflexes ayant un point de départ unique ; pour être efficace, le traitement devait précisément être

encore, nous nous contenterons de rappeler que le coma a pu être rapporté aux ascarides lombricoïdes de l'intestin (1).

On sait aussi que parfois, les troubles réflexes ont pris la forme cataleptique, tétanique (2).

---

dirigé contre ce centre générateur de toutes les irradiations symptomatiques. (*Gazzetta medica italiana di Lombardia*, 1861, N° 38). »

Et le rédacteur de la *Gazette hebdomadaire* ajoute :

« Cette conclusion est on ne peut plus juste, mais l'observation du médecin italien gagnerait beaucoup en intérêt, si elle nous faisait connaître les signes qui ont mis sur la voie de la cause véritable des accidents.

4° » On peut rapprocher de ce fait celui qu'a rapporté John Williams en 1859 dans le *Dublin Quarterly Journal*. Le titre de son observation suffit pour en indiquer les principales circonstances : *Hémiplégie temporaire causée par des lombrics*. Une émulsion de térébenthine fit rendre à la malade (femme de 34 ans) deux lombrics, et tous les phénomènes de paralysie disparurent définitivement. »

(*Gaz. hebd. de Méd. et de Chir.*, VIII, 1861, N° 49 du 6 déc., p. 788-2.)

(1) *Valleix*. « Enfant de 4 ans ; hébétude très prononcée ; expulsion de deux lombrics par le vomissement ; guérison. —Valletx, p. 86. » (Davaine, *Tr. entoz.*, 1877, 54.)

Bouchut. Fille, 2 ans. « Abattement extrême qui ressemblait à du coma » ; expulsion spontanée de deux ascarides lombricoïdes par la bouche. Santonine, 10 centigr., renouvelée pendant quatre jours ; nouvelles expulsions d'ascarides ; guérison. (*Gaz. des hôp.* du 9 avril 1867, 165-3).

Idem. Élève en pharmacie. Grande somnolence, courbature, etc.; expulsion d'ascarides par le vomissement ; guérison (*Ibidem*).

Fauconneau-Dufresne. Garçon de 12 ans.... Anéanti, près de tomber en syncope.... *Plus de cinq mille vers ascarides lombricoïdes rendus en moins de trois années, la plupart par le vomissement ; guérison*.— In *Union médicale* du 18 mai 1880, p. 797.

Dr Schleifer. 9 ans. État de marasme inquiétant, contracture permanente des orbiculaires ; expulsion de 97 ascarides et beaucoup d'oxyures ; guérison (Fidelin, Puistienne, 41).

...... *Journal de Méd., de Chir. et de Pharm. prat*. Enfant arrivé au dernier degré de la cachexie ; expulsion de nombreux lombrics ; guérison. (Puistienne, 42).

(2) *Van Swieten*. — *Commentaria in H. Boerhaave aphorismos de cognoscendis et curandis morbis*. Paris, 1771-1773, III, 316 (Davaine, Bouchut). Femme ; vomit deux ascarides vivants ; guérison.

Bourgeois. Enfant cataleptique ; expulsion de douze lombrics ; guérison. — *Revue méd.*, II, 451 (Davaine, Bouchut).

On connait de même les quelques faits dans lesquels l'ensemble des symptômes a fait penser à la méningite (1) ; puis

Pinel. Fille, 9 ans. — *Dict. enc. des Sc. méd.*, art. CATALEPSIE.

De Sauvages. — *Nosol. meth. morb.*, classis IV, ord. II, VII, § 8 (Davaine).

Benedetti. Fille, 7 à 8 ans. Catalepsie, 7 jours ; lavement purgatif ; 42 vers ; guérison. — *Dict. enc.*

Crommelinck. Paysanne, 7 ans. Attaques cataleptiformes ; expulsion de plus de cent lombrics (calomel et semen-contra) ; guérison. — *Gaz. méd. de Paris*, 1843, XI, 432-2.

David (de Tonnerre). Enfant de 10 ans. — *Gaz. méd. de Paris*, 1843, XI, 41.

Idem. Femme de 40 ans. — *Ibidem*.

Méplain. Fille, 22 ans. Quelques prodromes, puis immobilité complète, paupières relevées, yeux fixes et humides, pupilles resserrées, tête fortement renversée en arrière, trismus intense, raideur tétanique des membres, pouls à peine sensible, respiration à peine appréciable, perte absolue du sentiment ; une injection de tartre stibié dans la veine médiane céphalique, expulsion par la bouche de 15 ascarides ; quatre jours après, la malade était complètement guérie. — *Journal complém.*, 1823 (Puistienne, 53).

Lardier. Fille, 20 mois, convalescente d'une rougeole. Strabisme convergent unilatéral, convulsions des extrémités, tétanos cervical et emprosthotonos marqué ; un lombric est expulsé spontanément ; vermifuges ; expulsion de cinq autres ascarides lombricoïdes ; guérison. — *Union méd.*, 1875 (Puistienne, 54).

D'ailleurs, *Pinel* (*Nosographie philosophique*) et M. *Bouillaud* (art. CATALEPSIE in *Dict. méd. prat.*) rangent la présence des vers dans le tube digestif parmi les causes productrices de la catalepsie (Fidelin, 19).

Fidelin, après avoir rappelé que Calmeil et Georget, dans le *Dict. en 30*, ne voient dans les faits connus qu'une simple coïncidence, écrit : « Les observations que j'ai pu rassembler (4 de Mondière et 2 de Crommelinck), quoique en petit nombre, me paraissent assez concluantes pour mettre cette cause hors de doute. Dans tous les cas, la maladie datant d'une époque plus ou moins rapprochée, a disparu promptement après l'expulsion des vers. » *L. c.*, p. 20.

(1) « J'ai observé, au mois de décembre 1869, une affection vermineuse qui présentait tous les caractères d'une méningite. Un garçon de 12 ans fut pris tout à coup d'une céphalalgie intense qui lui arrachait des cris, et qui fut bientôt suivie de délire, puis d'un état de prostration extrême ; la pupille était très contractée ; la vision semblait abolie, le pouls était fréquent, dur et résistant. Les révulsifs auxquels j'eus d'abord recours parurent exaspérer encore le mal ; le calomel donné comme purgatif provoqua l'expulsion de quatre lombrics ; dès lors les vermifuges me parurent indiqués, et après la sortie de vingt-neuf lombrics de différentes longueurs, tous les symptômes se dissipèrent. » Fidelin, *l. c.*, 17.

On a vu plus haut d'autres faits analogues, sur lesquels il n'y a pas lieu de revenir.

ces autres faits dans lesquels des paralysies de sièges variés coïncidaient avec de l'anesthésie ou différents autres accidents nerveux (1).

Enfin, il suffit de signaler les observations avec symptômes d'hydrophobie qui ont été publiées (2), et quelques autres observations d'affections dites pseudo cérébrales (Fidelin) (3).

Ces faits sont trop isolés pour qu'il y ait lieu de leur attribuer une grande importance.

Il en est tout autrement des troubles de la parole ; on connaît l'aphonie, le bégaiement, la surdi-mutité, qui n'ont guéri qu'après l'expulsion d'ascarides lombricoïdes (5).

---

(1) *Calvert Holland*. Fille, 9 ans. Paralysie et anesthésie des membres ; ne fut guérie qu'après l'expulsion de lombrics. *Gaz. méd.*, 1845, p. 655 (Fidelin, 27-28).

Burdin. Jeune dame. Paralysie commençante et accompagnée d'autres accidents nerveux ; ne reconnaissait d'autres causes que la présence d'un lombric. *Journal de Méd. et de Chir. prat.* (Fidelin, 27).

Dr Perrier (d'Authon). Garçon, 7 ans. Coliques suivies de sueurs copieuses et froides ; plus tard incontinence d'urines depuis quinze jours, alors coliques vers le nombril ; pupilles dilatées. Semen-contra ; évacuation de plus de trente lombrics très longs et volumineux ; guérison.— *Gaz. des hôp.*, n° 62 du 27 mai 1843, p. 246.

(2) *Serres*. 13 ans ; mort ; prodigieuse quantité de lombrics dans l'intestin. — *Journal de Boyer, Corvisart, etc.* XXV, 258. (Davaine, *Tr. ent.*, 54).

...... (Gênes, 1787). Garçon, 9 ans. Mort ; sortie par les narines de vers lombrics ; tout le tube digestif est plein de ces vers. — *Dict. des Sc. méd.*, art. CAS RARES. 242 (Davaine).

Burgraëve (de Gand). *Obs. citée*.

(3) M. Fidelin (p. 16) réunit sous un même titre « affections pseudocérébrales : .... 8 méningites aiguës, 2 congestions cérébrales, 1 hydrocéphalie, 1 cas de coma succédant à des convulsions, et 3 affections comateuses rapportées dans le mémoire de M. Mondière.... Sur ces 15 observations, il y a eu 5 morts ; l'autopsie a été faite, on n'a rencontré aucune trace d'inflammation soit du cerveau, soit des méninges ; la présence d'ascarides lombricoïdes dans le tube digestif a seule pu rendre compte des accidents. »

(4) *Schenck*. Mutisme par des vers. Lib. III, p. 358. (Davaine, Bouchut).

D. Caroli Schrœteri. De puero per quatuordecim dies ob vermium copiam muto, postea vocali. Guérison après l'expulsion de vers « *lombrics* (?) ». *Decuriæ*

La surdité a été de même reconnue comme un des phénomènes réflexes causés par les ascarides (1).

---

annorum quartæ miscell. med. phys., 1697, dec. III, ann. 4, obs. 67, p. 125 (Davaine, Bouchut).

De Horne. Militaire muet ; expulsion de nombreux vers ; guérison. — *R. de Hautersieck. Rec. d'obs.*, II, 475. (Davaine, Bouchut).

Le cas de *Lindelstope*, dont le ver n'est pas déterminé (Davaine, Bouchut). Mutisme momentané (Rosen de Rosenstein, etc.).

De même pour le cas de bégayement publié dans les *Mém. de l'Acad. de Suède*, 1747, et cité par le même Rosen (Davaine, Bouchut).

Hannœus. Fille, 4 ans. Perte de la parole et de la vue ; vermifuges ; guérison. — Bremser, *Tr. zool. et physiol. sur les vers intestinaux de l'homme*, trad. de l'all. Grundler, rev. de Blainville. Paris, 1837, p. 370.

Hannes. Fille, 11 ans ; ne peut plus parler ni marcher ; évacuation de vers intestinaux ; guérison. *Ibidem*.

Marchal de Rougères. Difficulté de parler et d'avaler, etc. ; « évacuation de plus de trente vers, tant par haut que par bas ; » guérison complète. *Ibidem*, et Puistienne, 38.

Frédéric Hoffmann. Onze ans ; aphonie survenue subitement, dure plusieurs semaines ; anthelminthiques ; expulsion de lombrics ; guérison. — *Opera omnia phys. medic.* Genève, 1748, t. III, part. IV, cap. VII, obs. 3, p. 260 (Davaine).

Heister. Femme, 30 ans. Aphonie, convulsions, mort. — *Wahrnchmungen*, nº 372, p. 614 (Davaine).

Mondière. Jeune fille. Aphonie depuis quinze jours ; traitements divers sans succès ; vermifuges ; expulsion de soixante lombrics ; guérison immédiate. (Pasquiou, Davaine, Puistienne).

Houzelot. Perte de la parole. *Obs. citée*.

Dr Schleifer (de Neuhofen, Autriche). 9 ans. Surdi-mutité ; expulsion de quatre-vingt-dix-sept lombrics et d'un grand nombre d'oxyures en trois semaines ; guérison acquise en 1832 et non encore démentie en 1842, date de la première publication. — *Œsterreichische*, etc., et *Gaz. méd. de Paris*, 1843, XI, 682.

Giraudy. Mutisme. *Obs. citée*.

Courbon-Perusel. Observations sur les vers dans le *Journal de Méd.* Paris, 1807, XIII, 315 (Bremser).

Bouchut. Obs. citée.

...... Enfant, 3 ans. Bégaiement ; expulsion d'un grand nombre d'ascarides lombricoïdes ; guérison. — *Gaz. méd. de Berlin*, oct. 1835 (E. Berton, 674).

...... Jeune homme qui, après avoir présenté les symptômes les plus bizarres, parmi lesquels la surdi-mutité, fut guéri par le seul emploi des vermifuges ; il rendit environ 200 lombrics. — *Rec. périod.*, 1804 (Fidelin, 27).

(1) *Houzelot*. Perte de l'ouïe. *Obs. citée*.

Giraudy. Surdité. *Obs. citée*.

Itard. 6 ans. Surdité, durée trois jours, disparaît et revient ; expulsion de onze

Le sens de la vue a subi davantage encore, l'action réflêxe de la présence des ascarides dans l'intestin (1).

---

lombrics ; guérison soutenue. — *Tr. des malad. de l'oreille*. Paris, 1821, II, 338 (Davaine).

Idem. 11 ans. Surdité incomplète ; traitements sans succès. Purgatifs ; expulsion de douze lombrics ; guérison. — *Ibidem*, 340 (Davaine).

...... Un jeune homme rendit spontanément, pendant un an, des ascarides et des fragments de tænia ; pendant ce temps il ne pouvait supporter la musique vocale ou instrumentale (Bremser et Puistienne, 56).

Dr Schleifer (de Neuhofen, Autriche). *Obs. citée*, etc.

M. Hubert-Valleroux. 6 ans. Surdité d'abord intermittente, puis continue, qui ne céda qu'aux vermifuges. — *Essai sur les maladies de l'oreille* (Fidelin, 27).

(1) *Baumer*. Fille, 15 ans. Cécité pendant quatre jours. (Davaine).

« *Remer* a guéri DEUX personnes attaquées d'une amaurose par l'évacuation des ascarides. » Bremser, *loco cit.*, 371, et *Compendium*, I, 335.

Pétrequin. Fille, 14 ans. Amaurose ; expulsion de soixante lombrics ; guérison immédiate. — *Gaz. méd.*, 1838, p. 4 feuilleton (Davaine).

Revolet. Canonnier. Amaurose ; expulsion de lombrics ; guérison. — *Biblioth. méd.*, VII, 118 (Davaine).

Houzelot. Perte de la vue. *Obs. citée*.

Giraudy. Cécité. *Obs. citée*.

Hannœus. Perte de la vue. *Obs. citée*.

Mœnnich. 3 ans. Strabisme et paralysie des extrémités inférieures ; dix-huit lombrics expulsés ; guérison. 1817. — *Biblioth. méd.*, LXI, 269. (Mondière, Davaine, Bremser, Fidelin, Puistienne).

Laprade. Enfant. Cécité complète ; expulsion de lombrics ; guérison. — *Soc. de Méd. de Lyon*, 1841, 38 (Davaine).

Dr Fallot. 7 ans. Cécité subite et presque complète pendant un mois ; traitements divers sans succès. Vermifuges ; expulsion de vingt-huit lombrics ; guérison. — *Revue thérap. du Midi* et *Bull. de thérap.*, 1853, XLV, 520 (Davaine).

J. Lockart-Clarke. Troubles nerveux graves ; hémiopie, photophobie, spasme de la paupière supérieure ; expulsion de lombrics ; guérison. — *Brit. Med. Journ.* 1874, 366.

Lardier. Strabisme. *Obs. citée*.

Dr Suck (de Wolmar). Contracture des muscles des yeux. *Obs. citée*.

...... 7 ans. Héméralopie depuis quelque temps ; émission spontanée de vers intestinaux ; expulsion par les moyens ordinaires ; guérison. — *Amer. Journal of med. science*, july 1869, Leedom. (Puistienne, 55-57).

Hufeland. Tous les jours et pendant un quart-d'heure, le malade, à jeun, voit tout en jaune (Puistienne, 55-56).

Puistienne, dans le service de M. le *Dr Vidal*. Fille, 15 ans. Tous les matins,

Enfin, il n'est pas jusqu'aux fonctions les plus élevées de l'être Humain, qui n'aient été troublées par la présence des ascarides lombricoïdes dans l'intestin. Prost, Esquirol, Ferrus, Fourreau de Beauregard, Louyer-Villermay, Michel, Roland, Franck, Giraudy, Pechelin et Fidelin, ont publié des observations qui énumèrent diverses altérations notables des fonctions psychiques, chez des sujets porteurs d'ascarides ombricoïdes. Quand l'expulsion des vers a pu être obtenue, a guérison en a été le résultat (1).

à jeun, pendant un quart-d'heure environ, elle voit tout en jaune ; les yeux paraissent sains ; aucune trace de rétinite pigmentaire (*l. c.*, 56-57).

Pétrequin. Un cas remarquable d'amaurose dans son mémoire sur l'amaurose, publié dans les Annales de la Société des sciences naturelles de Bourges (Fidelin, 23).

Marjolin admet (au dire de Fidelin) l'existence d'une amaurose vermineuse.

(1) « *Prost* a cru pouvoir déduire de ses autopsies que les affections mentales dépendent souvent de la présence des vers dans l'estomac ou l'intestin. » Davaine, *Traité des entozoaires*, 2e éd. Paris, 1877, p. 53.

Prost. Enfant de 11 ans. Stupidité ; convulsions fréquentes ; expulsion d'un grand nombre de vers par suite d'un empoisonnement ; guérison des convulsions et retour de l'intelligence. — *Gaz. salut.*, 1764, cité par Baumès (Davaine, Bouchut, Puistienne).

Esquirol. Aliénation mentale avec fureur ; ascarides et oxyures. — *Journal de Sédillot*, XIX, 133, et Huvelier, *Thèse*, 1820, 17 (Davaine).

Idem. Un étudiant en médecine, 20 ans. Pris à peu près subitement d'un accès de manie ; nombreux ascarides et oxyures expulsés ; guérison. — *Mém. Institut*, 1832 (Puistienne, Fidelin).

Idem. Jeune fille, 18 ans. Aliénation mentale ; de temps à autre, explosion de fureur ; strangurie, etc. Anthelminthiques ; grand nombre d'ascarides ; guérison. — *Rec. périod. de la Soc. de Méd. de Paris* (Puistienne, 36).

Idem. Des maladies mentales. Paris, 1838, I, 86 (E.-A.-J. Berton. *Tr. prat. des mal. des enfants*, 2e éd. Paris, 1842, p. 674).

Ferrus. Cas d'un adulte. *Acad. de Méd.*, 23 sept. 1834 (Berton).

Fourreau de Beauregard. Idem (Berton).

Louyer-Villermay. Cas d'un enfant. Idem (Berton).

Dr Michel. Fille, 10 ans. Depuis cinq ans, épilepsie grave ; idiotie ; expulsion, pendant plusieurs jours, de nombreux ascarides lombricoïdes ; retour à la santé et à la raison. — *Bull. thérap.*, XXII, 375 (Davaine, Bouchut, Puistienne, 50).

Rolland. Manie furieuse ; vomissement d'ascarides lombricoïdes ; guérison. —

On peut donc dire sans exagération que les manifestations de *l'Helminthiase* sont nombreuses et surtout très diverses. Aussi le qualificatif *protéiforme* pourrait-il être attribué à cette maladie.

Ceci étant acquis, il est remarquable que, parmi tant de

Journal de Méd. de Toulouse, mars 1845. — *Bull. thérap.*, XXVIII, 468. — *Gaz. des hôp.*, 20 sept. 1845, p. 439-1 (Davaine, Fidelin, Bouchut).

P. Frank. Terreurs sans cause, délire violent; expulsion de 80 lombrics par vermifuge; guérison. — *Tr. de Méd. prat.*, trad. Paris, 1828, V, 379 (Davaine, Bouchut).

Giraudy. Fille, 12 ans. Délire, folie; cécité, surdité, mutisme successifs; évacuation d'oxyures et de lombrics; guérison.— *Journ. Sédillot*, 1806. XXI, 151.

Pechlin. — Zimmermann cite l'observation de Pechlin, d'un enfant affecté de vers (ascarides) et d'une faim insatiable. « Il eut, pendant toute sa maladie, une *mémoire extraordinaire* et un *génie plus que médiocre*; mais il perdit l'un et l'autre dès qu'il fut rétabli. » *Tr. de l'expérience*, ch. XV (Davaine, Bouchut, Fidelin et Puistienne).

Fidelin. « Un jeune matelot de 10 ans, embarqué sur un bateau de pêche d'Étretat, présenta il y a environ deux ans des signes d'aliénation mentale qui le forcèrent d'abandonner son service.

» Il avait le visage hébété, le regard inquiet, riait et pleurait sans motif.

» Il n'avait gardé ni mémoire, ni association dans les idées.

» Ne trouvant chez cet enfant aucune lésion cérébrale, ni aucune trace de mauvaises habitudes, je lui donnai des vermifuges qui me parurent indiqués par la grande dilatation des pupilles, l'aspect picoté de la langue, et les antécédents.

» L'enfant rendit un grand nombre de lombrics et toute trace de sa maladie disparut. Depuis il a repris son service, et je n'ai pas entendu parler de récidive. » (Fidelin, *Th. citée*, 25.)

Puistienne. « La moitié des cas (de boulimie par helminthiase) s'accompagnent de troubles permanents des facultés intellectuelles.... Cette faim exagérée les poussait au vol et les plongeait dans une profonde tristesse. » (Puistienne, 45).

« Au nombre des causes variées de la folie, observe M. Puistienne, p. 58, d'illustres aliénistes ont signalé la présence de parasites dans les voies digestives.

» Prost, Van Swieten en ont cité des cas (*Dict. en 30*). Dans le même ouvrage, Georget admet des folies vermineuses; Esquirol, enfin, a vu plusieurs exemples de folie céder à l'expulsion d'entozoaires, et il dit que, sur 730 cas de folie, 28 sont dus à la présence des helminthes (*Dict. en 30*).

» Les quelques observations que nous avons réunies ici, continue M. Puistienne, nous semblent probantes; toutes constatent la disparition de l'aliénation mentale avec celle des helminthes · de sorte qu'on pourrait dire avec une variante à l'aphorisme d'Hippocrate : *Causam morborum curationes ostendunt.* »

Ce sont presque les expressions de M. Fidelin (p. 24).

formes signalées par les observateurs, on ne trouve pas les tuméfactions œdémateuses décrites dans l'observation de M. Wintrebert.

S'il est possible de considérer les œdèmes décrits comme des accidents sympathiques causés par les ascarides lombricoïdes.

Dans la *Médecine pratique* de Lieutaud, on trouve bien mentionnée (II, 117), au sujet des accidents dus aux ascarides lombricoïdes, une tumeur du ventre, qui serait capable de donner à quelques femmes une fausse apparence de grossesse et plus loin (118), on trouve mentionnées la boufissure, l'ascite, la tympanite (1); mais des expressions de ce genre ne peuvent se rapporter aux faits dont M. Wintrebert a présenté la description.

On trouve aussi dans presque tous les auteurs l'indication de la boufissure de la face ; du gonflement de la paupière inférieure avec le demi-cercle azuré qui la circonscrit; la tuméfaction des narines ; l'apparence pâle et comme œdémateuse de la lèvre supérieure. Ce sont là autant de détails plus ou moins classiques, en tout cas bien connus. Mais là encore il s'agit de toute autre chose que des œdèmes décrits par M. Wintrebert.

Que peut donc être cette tuméfaction du tronc, de l'abdomen, des cuisses et en même temps de la face ; tuméfaction dure, qui ne garde pas l'empreinte du doigt ?

Que peuvent être ces œdèmes circonscrits, dont le siège est assez difficile à justifier, et qui disparaissent dès que disparaissent les ascarides du canal digestif ?

Si, avec M. Théodore Chossat, on admet trois groupes d'œdèmes : œdèmes mécaniques, œdèmes névro-vasculaires,

(1) M. Lieutaud. *Précis de la méd. prat.* 4e éd. Rouen, 1787.

œdèmes dyscrasiques (1), il paraîtra bien impossible de rapporter les œdèmes vermineux à la dernière catégorie. On ne voit pas bien en effet quelle altération du sang pourrait être invoquée.

Peut-on plus aisément y voir un œdème mécanique? Il serait bien difficile de discerner comment les ascarides qui se trouvent dans le canal digestif pourraient produire des œdèmes circonscrits, soit des membres, soit du tronc par l'intermédiaire du système lymphatique. La difficulté n'est guère moindre, si l'on cherche l'intermédiaire dans le système à sang rouge. Les artères, les veines et les capillaires de la cuisse, par exemple, sont trop nettement indépendants de ce qui se trouve et de ce qui se passe dans le canal digestif, pour qu'il soit possible de trouver là un intermédiaire entre les œdèmes de la région fémorale et la présence des ascarides dans l'intestin.

C'est ainsi qu'on est amené presque forcément à ranger ces étranges suffusions séreuses parmi les œdèmes dits névro-vasculaires.

Et en effet, M. Chossat ne fait qu'exprimer une interprétation admise, lorsqu'il écrit (page 103) que « la paralysie des vaso-moteurs, par une lésion, soit à leur foyer d'origine, soit en un point quelconque de leur trajet, est suffisante pour amener de l'œdème, en l'absence de tout obstacle au cours du sang (2). »

---

(1) Théodore Chossat (de Genève). *Étude sur les conditions pathogéniques des œdèmes*. Paris, 1874.

(2) Ce même auteur expose (p. 104) les deux formes d'œdème, formes très différentes qui sont la conséquence de certaines lésions des centres nerveux supérieurs (hémorragie cérébrale, par exemple). Il oppose les caractères de l'œdème précoce et de l'œdème tardif. Le premier est dû à la paralysie des vaso-moteurs ; le second à des troubles vasculaires ou à la cachexie.

L'œdème précoce n'est pas mou, s'accompagne d'élévation de température et de rougeurs fugaces ou persistantes des téguments.

L'œdème tardif est pâle, froid, flasque, et accompagné d'un commencement d'atrophie.

L'œdème d'origine nerveuse peut être dû à la paralysie des vaso-moteurs; il peut aussi être attribué à une irritation des vaso-dilatateurs. D'après M. Chossat (p. 116), ce serait le cas des œdèmes généralement fugaces qui apparaissent dans le cours des névralgies, le long du trajet du nerf affecté (1). M. le Dr Chouppe a rapporté un cas d'œdème aigu de la peau et du tissu cellulaire des paupières consécutif à une névralgie faciale (2).

Il est bien établi aujourd'hui que des troubles circulatoires peuvent être produits par action nerveuse non-seulement dans le département d'un nerf malade, mais aussi dans le département d'un autre nerf par action nerveuse réflexe. « On sait en effet, et M. le prof. Brown-Séquard l'a démontré depuis longtemps, que l'irritation des nerfs cutanés sensibles, par de l'eau glacée ou par le pincement, produit dans le membre irrité une dilatation des vaisseaux avec élévation de température appréciable à la pile thermo-électrique, et dans le membre opposé, un refroidissement par contraction réflexe des capillaires. Ces deux effets se produisent simultanément. » (Chossat, p. 123) (3).

Il y a plus : la sympathie qui existe entre le système cutané d'une part et la surface muqueuse du système digestif d'autre part, est actuellement bien établie.

Il n'est pas nécessaire de remonter pour le prouver jusqu'au fait cité par Haen, où presque tous les soldats de l'expédition de Tunis devinrent HYDROPIQUES pour avoir ingéré en abondance des boissons froides, après une abstinence prolongée et des privations excessives.

---

(1) Le même auteur en rapproche (p. 117) fort judicieusement le larmoiement et la salivation qui accompagnent la prosopalgie et l'irritation du ganglion de Gasser, les sueurs localisées coïncidant avec une névralgie intercostale.

(2) Renaut. *Thèse Paris*, 97. Cf. Chossat, *loco cit.*, 117, obs. VIII.

(3) Cf. *Arch. de Physiol. norm. et pathol.* Paris, 1868, t. I, p. 689.

Il est banal de rappeler ces flux diarrhéiques séreux, transparents, qui apparaissent brusquement à la suite de l'impression du froid, s'accompagnent de coliques sourdes et cessent au bout de quelques heures, parfois de quelques minutes. L'hypersécrétion intestinale est alors le fait d'une irritation des nerfs sensitifs cutanés. (Th. Chossat, 124).

C'est encore aux faits du même ordre, qu'il faut rapporter l'observation qui vient d'être exposée à la Société de Biologie (8 janvier 1881), par M. le prof. Brown-Séquard. Le prof. du Collège de France fait des applications de chloroforme et de chloral sur la peau et, parmi les phénomènes qui en sont la conséquence, il note que les intestins des animaux en expérience sont gorgés de selles liquides.

Tous ces faits prouvent l'influence de la peau sur la muqueuse digestive par action réflexe.

Il est vrai que tout cela ne prouve pas que la réciproque soit vraie.

Il faut reconnaître cependant que cela ne prouve pas non plus que la réciproque soit invraisemblable [1].

Ce qui n'est pas douteux, c'est que l'œdème peut être déterminé par action nerveuse réflexe.

Ce qui n'est pas douteux, c'est qu'il existe une sympathie réelle entre la surface cutanée et la muqueuse digestive.

---

(1) On pourrait signaler toutefois les sueurs qui surviennent dans quelques circonstances au moment de l'évacuation des débâcles de l'intestin; on pourrait surtout rappeler les sueurs que déterminent les coliques intestinales, dont l'origine nerveuse est assez démontrée par l'élément douleur. On pourrait enfin rappeler l'influence des flux intestinaux sur les fonctions de la peau, et, par opposition, les résultats de la thérapeutique par la stimulation de la surface cutanée (frictions, boules chaudes, diaphorèse, etc.) dans ces divers troubles intestinaux.

Mais ce ne sont là que des rapprochements curieux. Il n'y a pas lieu d'y insister.

On trouvera sur ce point une série de faits et de recherches bibliographiques dans la thèse de M. le Dr E. Schlumberger, *De l'importance des troubles de l'appareil digestif dans l'étiologie des convulsions des enfants*. Paris, n° 174.

S. Delle Chiaje l'exprimait en 1833 : « L'origine de' mentovati sintomi (convulsioni, eclamsia, amaurosi, etc.), dipende ; dalle moltiplici anastomosi e dai plessi nervosi del par vago, e degl' intercostali co' varj nervi dell' addome, della testa, e sopra tutto col quinto paio, che invia rami nervosi all' occhio al naso, alla bocca, a denti, ec. ; non che dalla tunica mocciosa, che internamente fodera il canale degli alimenti. » *Compendio di Elmintografia Umana.* Napoli. 1833, edizione seconda, p. 82.

« La doctrine des sympathies entre le bas-ventre et les autres parties du corps, était déjà connue d'Hippocrate, affirme Brera ; elle a été ensuite éclaircie par les praticiens les plus estimés, » ajoute-t-il, et il renvoie à ses *Notes médico-pratiques sur les différentes maladies traitées dans la clinique médicale de Pavie pendant les années 1797 et 1798, 1re partie*, § *XLII* (Brera, *Traité des maladies vermineuses*, Paris, an XII (1804), § XCVIII, p. 183).

Stoll connaissait l'importance de cette sympathie entre la peau et la muqueuse digestive. « *Arcanum quemdam*, écrit-il, *ac inexplicabilem consensum observavimus inter morbos ventris ac morbos cutis* (1). »

C'en est assez pour qu'on ne puisse pas considérer comme impossible qu'un œdème de la peau soit la conséquence par action réflexe d'une irritation de la muqueuse digestive.

Mais cette irritation existe-t-elle ? c'est là une question qui conduit à examiner la cause de tous les accidents réflexes dus aux ascarides lombricoïdes.

---

(1) *Rationis medendi pars VI*, p. 49, § 160.

Comment les ascarides lombricoïdes peuvent déterminer dans le canal digestif une irritation capable de devenir une cause d'accidents réflexes.

On peut tout d'abord rappeler que la plupart des auteurs constatent le fait des accidents réflexes et ne cherchent pas à l'expliquer.

C'est ainsi que, d'après MM. D'Espine et Picot, on peut expliquer l'origine des névroses, qui ont été attribuées à la présence des vers, par une action réflexe dont le point de départ serait la muqueuse intestinale irritée par les entozoaires (p. 448).

Pour Hippolyte Cloquet, « lorsque (les ascarides lombricoïdes) sont réunis en grande quantité, ils déterminent dans l'exercice de la digestion, de la nutrition, dans celui de l'*action nerveuse*, *des désordres* qui augmentent rapidement l'état de faiblesse qui primitivement leur a donné naisssance (1). »

C'est là une interprétation qui explique la prédisposition aux accidents réflexes, mais qui ne rend pas compte de leur production.

M. le prof. Luton et d'autres auteurs sont d'avis que les accidents nerveux « doivent-être mis sur le compte d'actions réflexes provoquées par *la titillation des vers* sur les surfaces avec lesquelles ils sont en contact. »

Dans sa thèse citée plus haut, M. le Dr Puistienne est plus explicite. « Ces parasites, écrit-il, par leur contact, par leur pression, leurs mouvements variés, etc., font naître à la surface de la muqueuse des impressions bientôt transmises à l'axe cérébro-spinal qui les transforme en mouvements. En

---

(1) Hippolyte Cloquet, *Faune des médecins, ou histoire des animaux et de leurs produits*.... Paris, 1822, II, 121.

d'autres termes, ces excitations non senties sont représentées par l'intermédiaire du pouvoir réflexe, sur l'élément musculaire à fibres striées ou à fibres lisses, où elles se traduisent par des contractions variables en étendue, en durée, en siège, etc. C'est ainsi que nous nous rendons parfaitement compte de ces cas de toux convulsives, de dilatation des pupilles, de strabisme, de dysphagie, d'épilepsie, d'hystérie etc., occasionnés par la présence des helminthes. » (p. 31.)

Et après avoir développé sa pensée, il ajoute : « Dès lors nous nous expliquons qu'à de légères excitations, qu'à des sortes de chatouillements des helminthes à la surface de la membrane intestinale, succèdent des excitations motrices relativement faibles, tandis que des déplacements en masse, par exemple, de ces parasites détermineront des impressions intenses, retentissant sur toute l'étendue de l'axe cérébro-spinal, et l'on verra alors apparaître des convulsions violentes, générales, comme dans l'épilepsie, l'hystérie, et toujours proportionnelles, du reste, à l'excitabilité individuelle. » (p. 32).

L'expression « chatouillement » rapportée à l'excitation légère et indolore des ascarides lombricoïdes dans le tube digestif, cette expression se retrouve dans les cliniques de Trousseau [1] et dans un certain nombre d'autres auteurs.

Il semblerait d'après cette donnée que, plus seront nombreux les parasites, plus seront fortes, répétées et étendues, les actions de chatouillement, de vellication exercées par ces

(1) « Cette vellication (dans l'acception du mot latin *vellicare*, chatouiller), cette excitation hors nature de la sensibilité, peut-être due à l'action réflexe, s'exerce aussi bien dans les appareils de la vie organique que dans ceux de la vie de relation : ainsi s'expliquent certains accidents plus graves, tels que les convulsions, le délire, les paralysies, la perte de la vue, causés par la présence des vers intestinaux chez les jeunes enfants, alors même qu'ils n'occasionnent dans les viscères abdominaux aucune douleur bien prononcée. » A. Trousseau. *Clin. méd. de l'Hôtel-Dieu de Paris*, 5e éd. Paris, 1877, I, 188.

parasites ; et partant, plus seront marqués les accidents sympathiques.

Il n'en est rien toutefois.

Stoll rapporte toute une série d'accidents qu'il a observés sur un enfant de 2 ans et un mois, et qui ont disparu après l'expulsion d'un seul ascaride lombricoïde par l'anus ([1]).

Par opposition, l'observation de Roche et Sanson n'est pas moins digne d'intérêt :

« L'un de nous, à l'âge de six à sept ans, a rendu par les selles près de deux cent cinquante (ascarides lombricoïdes) en trois jours, par l'effet d'un vermifuge que lui avait administré un charlatan ; trois mois après, il en rendit encore une centaine par l'effet du même remède, et l'année suivante une soixantaine ; et cependant cette quantité considérable d'ascarides n'avait produit d'autres symptômes qu'une maigreur extrême et de temps en temps quelques coliques. Mais faut-il conclure de pareils faits que la présence des vers dans les voies de la digestion est presque innocente ainsi que le prétendent quelques pathologistes de nos jours. Non, ce serait donner dans une autre exagération qui ne serait pas moins dangereuse que la première ([2]). »

Bremser cite (p. 363) trois observations analogues.

Les auteurs du *Compendium* (I. 334.1) en empruntent un autre à Bréra.

M. Fauconneau-Dufresne écrit (*Union médicale*, 1880, p. 802) :

« Le jeune Gouy, fils d'un vétérinaire de Roanne, écrivait Petit (de Lyon) à Prost, a rendu 2,500 vers lombricaux dans l'espace de cinq mois, sans avoir éprouvé d'autres symptômes

---

(1) *Maximiliani Stoll*.... pars quarta *Rationis medendi* in nosocomio practico Vindobonensi. Vienne, 1789, p. 111.

(2) Roche et Sanson, *loco cit.*, 166-167.

fâcheux qu'un vomissement de sang. Ces vers sortirent tous par la bouche ou par le nez. »

Ainsi que M. Fidelin le rappelle dans sa thèse :

« Les helminthes peuvent produire un grand nombre de maladies fort différentes, et si dans certains cas il a fallu 397 lombrics pour déterminer des phénomènes sympathiques, souvent un seul a suffi en raison de l'idiosyncrasie du sujet, à cause de la position, à cause de toute autre circonstance particulière, pour donner lieu à des accidents graves. Il faut reconnaître ceci avec l'auteur du dict. : «« Il n'est pas en pathologie de difficulté plus grande que celle qui consiste à distinguer les accidents qui peuvent être rapportés aux vers intestinaux de ceux qui sont étrangers à cette cause. »» (pp. 34 35).

Tissot insistait déjà sur cette difficulté « quelques enfants ayant beaucoup de vers sans en être incommodés ; d'autres étant réellement malades avec un petit nombre (1). »

Roche et Sanson sont d'avis que « dans un grand nombre de cas, les accidents graves, tels que les convulsions, sont dus à l'arrivée des *vers dans l'estomac.* Ce qui nous confirme dans cette croyance, c'est que, lorsqu'on trouve dans les cadavres une grande quantité de vers qui n'avaient occasionné aucun symptôme pendant la vie, c'est dans les intestins exclusivement qu'on les rencontre ; lorsque, au contraire, des individus ont succombé à des accidents qu'on a pu attribuer aux vers seuls, on a toujours trouvé de ces animaux dans l'estomac ; enfin, dans la plupart des observations où il est question de symptômes graves guéris par l'expulsion de quelques vers, on voit qu'il y en a eu de rejetés par le vomissement. » (Loco cit., III, 167).

Toutefois, avec Grisolle (Path. int. Paris, 1857, II, 432),

---

(1) *Avis au peuple sur sa santé*, I, 324.

bien des médecins ont pu vérifier que « presque toujours, la pénétration du ver dans l'estomac n'excite que des nausées et des efforts de vomissement, à la suite desquels l'helminthe est expulsé, » au grand effroi et au grand soulagement du malade.

L'avis de Roche et Sanson est donc peu partagé.

D'autres auteurs admettent que ces actes réflexes ou encore par sympathie ne doivent pas être attribués aux propriétés spéciales et aux mouvements connus des ascarides. Ces animaux ne détermineraient pas d'autres symptômes réflexes que des corps étrangers inertes.

« Il paraîtrait, dit M. Ch. West, que la présence des vers, quelle que soit leur nature, comme toute autre source d'irritation, peut provoquer des convulsions, ou troubler d'une autre façon les fonctions du système nerveux. Dans les symptômes eux-mêmes, il ne paraît rien y avoir qui puisse nous mettre à même d'établir une distinction entre les convulsions dues aux vers et celles qui dépendent de toute autre cause. » (Ch. West loco cit, 827).

C'est aussi l'opinion de M. le Dr Elie Goubert : « Ces phénomènes nerveux d'ordre réflexe ne se montrent pas seulement avec les vers ; tout corps étranger dans les voies digestives peut en déterminer chez un sujet prédisposé. M. le Dr Dujardin-Beaumetz me dit qu'il a eu occasion, ces derniers temps, de constater des accidents nerveux chez un enfant qui avait avalé une boulette de papier, et qui ne recouvra la santé qu'après l'avoir évacuée avec les selles. » (E. Goubert, loco cit.).

M. le Dr Mondière (*Archives de médecine*, novembre 1830), range les « convulsions » parmi les accidents déterminés par le séjour des corps étrangers, dans la partie œsophagienne du canal digestif [1].

---

(1) *Journal de Méd. et Chir. prat.*, art. 252, p. 20, 1831.

Dans son *Mémoire sur les corps étrangers arrêtés dans l'œsophage et le pharynx* (*Encyclopédie des sciences médicales* ou *tr. général, méthodique et complet des diverses branches de l'art de guérir*), Hévin cite les « convulsions » comme pouvant être occasionnées par la présence de ces corps étrangers (1) ; et, parmi d'autres, il cite (p. 311) le cas d'un enfant observé par Fabrice de Hilden.

La *Lancet* rapporte la curieuse observation suivante de convulsions déterminées chez un enfant par la présence d'un cheveu dans le canal alimentaire.

Un enfant âgé de moins d'un an souffrait depuis plusieurs semaines de « convulsions » plus ou moins graves qui se répétaient fréquemment sans que sa santé parût autrement altérée. On avait épuisé tous les moyens utiles, quand, par hasard, la mère remarqua le bout d'un cheveu logé entre les deux incisives de l'enfant. La mère en tirant dessus, constata qu'un cheveu de près de 90 centimètres de longueur pendait dans la gorge de l'enfant. Dès que le cheveu fut enlevé, les convulsions cessèrent comme par enchantement [2].

L'observation suivante ne présente pas un moindre intérêt : « Un enfant d'un an avale un épi de seigle et il est pris *aussitôt après* de CONVULSIONS et de *suffocation*. Cependant les accidents s'amendent peu à peu. Trois jours après quelques graines d'ipécacuanha ayant été administrées à ce petit malade, une *toux continuelle* se manifeste et s'aggrave considérablement ; cette toux s'accompagne fréquemment de sueurs froides. Le dixième jour après l'accident, un bouton se forme entre la troisième et la quatrième côte abdominale du côté droit : on traite ce bouton comme un furoncle, et il s'abcède le quatorzième jour. Bientôt le sommet de l'épi ingéré paraît à

---

(1) Analyse du *Journal de Méd. et Chir. prat.*, VII, 1836, p. 310.

(2) *Journal des Sc. méd. de Louvain. — Arch. méd. belges*, et *Gaz. des hôp*, 1878, 278-1.

l'ouverture de l'abcès ; cet épi est extrait, tous les symptômes disparaissent, et aucun accident n'entrave la guérison du petit dépôt (1).

Bien que rares, ces faits sont encore d'un grand intérêt.

Ils constituent un appoint important à l'opinion que M. Lannelongue a exprimée en mai 1880 à la Société de Chirurgie de Paris, au cours de la discussion sur les corps étrangers des voies digestives. C'est en effet comme accidents RÉFLEXES et non pas comme troubles de voisinage que ce chirurgien considère les troubles digestifs, ceux de la respiration et ceux de la phonation, troubles qu'il a observés (à des degrés divers), chez dix-huit enfants en trois ans dans son service de l'hôpital Sainte-Eugénie de Paris.

Les matières fécales elles-mêmes peuvent provoquer des accidents du même ordre (2).

Or, si les faits conduisent à rapporter des accidents réflexes à l'irritation que causent des corps étrangers inertes, il est bien impossible de ne pas accorder une importance au moins égale aux ascarides lombricoïdes.

Il y a plus. L'irritation causée par la présence des corps étrangers dans l'intestin ne serait pas la seule irritation capable de déterminer des accidents réflexes.

Dans un article presque récent (3), M. le Dr L. Girerd

(1) Résumé d'après le *Journal de la Société de médecine de Bordeaux*, dans le *Journal analytique de médecine et de sciences accessoires*. Paris, avril 1829, III, 4, 114.

(2) « Peut-on refuser aux vers ce qu'on accorde aux fèces ? Tous les auteurs ne reconnaissent-ils pas que l'accumulation des matières fécales dans la constipation opiniâtre produit différents accidents sympathiques (congestion, céphalalgie, éblouissements, paralysie, etc.) ? Si l'on nie l'existence des affections vermineuses, comment expliquer, dans certaines maladies, la cessation subite de tous les accidents graves dès qu'on parvient à débarrasser l'économie des helminthes ? » Fidelin, *Thèse citée*, p. 7.

(3) *Le Nouveau Journal médical*, 27 nov. 1880, p. 241-242.

rapporte l'observation d'une fille de 16 ans qui fut prise de diarrhée avec coliques et ténesme, diarrhée qui amenait sept à huit selles par jour, sans écoulement de sang. Cet état persista pendant trois semaines environ, au bout desquelles survint une faiblesse des jambes telle que la malade dut s'aliter. Ce fut le motif de son entrée à l'hôpital Necker, (service de M. le professeur Potain). On peut alors constater que les accidents paralytiques, spécialement des muscles de la partie antérieure de la jambe, étaient accompagnés de diminution de la contractilité et d'une notable analgésie.

Ces phénomènes nerveux furent rangés « dans l'ordre de ceux auxquels on a donné le nom de paralysies RÉFLEXES [1]. »

En relatant ce fait, le journaliste rappelle fort à propos que J. Franck a signalé des cas de paralysies survenues après de simples coliques ;

Que Baudin a observé des accidents analogues au début d'une diarrhée ;

Que la paralysie constitue pour la dysentérie « une complication qui n'est pas aussi rare qu'on pourrait bien le supposer. » Après Avicenne, Zimmermann, Conrad, Fabricius, Sauvages, Barallier et bien d'autres l'ont notée, « comme il arrive souvent pour la plupart des maladies, abdominales avec douleurs exagérées. »

Si donc une irritation de la muqueuse intestinale peut être cause d'accidents réflexes, il n'est que juste d'admettre qu'à titre de cause d'irritation, les ascarides lombricoïdes peuvent être cause d'accidents réflexes.

On remarquera toutefois qu'il est quelque peu difficile de

---

(1) M. Underwood (*Tr. des mal. des enfants*, 1786) cite parmi les symptômes de la présence des ascarides lombricoïdes « quelquefois des convulsions, et une *paralysie partielle des extrémités inférieures.* » (p. 228). Pour les cas de ce genre, il peut y avoir lieu d'admettre que les ascarides n'ont déterminé qu'une irritation banale.

considérer des ascarides *vivants* comme ne déterminant qu'une irritation égale à celle des corps étrangers inertes.

C'est ainsi que bon nombre de médecins ont cherché dans les *actes et mouvements vitaux* les causes de cette excitation.

« On trouve, dit un auteur, une série de phénomènes produits par la reptation des vers sur la surface intestinale ; ils y déterminent un sentiment de *titillation insolite* que l'organe ne ressent pas lui-même, mais qui se transmet jusqu'au cerveau. C'est un effet de quelques circonstances qui sont imprévues, indéterminées et qui se lient à la reproduction de ces entozoaires, ou au trouble que leur fait éprouver la présence dans l'intestin de quelque agent nuisible à leur existence. C'est aussi quand ils manquent de nourriture suffisante, comme il arrive chez les sujets qui subissent un jeûne inaccoutumé. Il en résulte une perturbation dans l'influx nerveux et des phénomènes ataxiques dans lesquels des médecins peu attentifs ont cru voir le développement des maladies les plus graves. Ainsi les syncopes, les vomissements, les crises nerveuses, les convulsions, la dilatation extrême des pupilles, sont des phénomènes concomitants de l'hydrocéphale aiguë, des affections de la moelle, de l'épine, etc. Mais l'étude de ces maladies démontre assez que ces phénomènes nerveux ne s'y montrent pas d'une manière incidente et capricieuse ; ils y apparaissent à époques précises, avec certaines périodes du mal, et le concours de toutes les autres circonstances fait bien distinguer les phénomènes sympathiques, d'avec ceux qui sont dus à la lésion essentielle de l'arbre nerveux [1]. »

Mais il n'y a aucun fait à l'appui, aucune démonstration établissant la preuve, rien même qui vienne expliquer comment les accidents sympathiques produits par les ascarides sont plus fréquents que ceux que cause le tœnia, bien que celui-ci

---

(1) Richard (de Nancy). *Tr. prat. des malad. des enfants*, Paris, Lyon, Montpellier, 1839, p. 181-182.

ait (du moins le *solium*) la possibilité d'irriter la muqueuse digestive à l'aide de ses puissants crochets.

C'est avec les mêmes réserves qu'il faut tenir note de l'interprétation de Raspail.

Raspail a essayé en effet d'expliquer l'action sympathique par une théorie, que M. Fidelin qualifie judicieusement de « fort hypothétique » (p. 36).

« La différence des symptômes dépendra de la localité envahie et du nombre croissant ou décroissant des vers, et il y aura trêve ou intermittence quand l'helminthe digérera, qu'il cuvera les sucs et le sang soustraits à un malade ; accès quand il se remettra à l'œuvre ou qu'il changera de place, quittant une surface fraîche et non encore entamée ; ou bien enfin à chaque éclosion d'une nouvelle génération. Les accès quotidiens sont dus au réveil des helminthes, et les helminthes insectes (*sic*) nocturnes, dorment et digèrent le jour et se remettent à l'œuvre le soir. Les autres accès à plus grande distance, trois ou quatre jours, seront le résultat de l'incubation des œufs, ou celui du temps qu'il faudra à ces hordes pour épuiser de ses sucs une surface envahie. » (*Histoire naturelle de la santé et de la maladie chez les végétaux et les animaux en général et en particulier chez l'homme*).

Pour MM. Rillet et Barthez, les ascarides agiraient soit par leur accumulation, soit *par leur déplacement*, soit par une action purement sympathique (1).

Hufeland avait invoqué antérieurement *l'irritation* déterminée par ces parasites *et le trouble qu'ils jettent dans la*

(1) « Si la plupart des symptômes (classiques) sont illusoires, il n'en est pas moins positif que les (ascarides lombricoïdes) par leur accumulation, par leur déplacement, ou par une action purement sympathique, produisent de sérieux accidents. » (1re éd., III, 611.)

digestion et l'assimilation [1], et il avait développé sur ce point toute une série de considérations, qui, (sans être invraisemblables), n'ont pas été suffisamment établies par des faits [2].

---

(1) « Par l'irritation qu'ils occasionnent, et par le trouble qu'ils jettent dans la digestion et l'assimilation, les vers peuvent exercer une influence considérable sur l'organisme entier et sur toutes les fonctions, même les facultés morales, de manière à y susciter de grands désordres, et par conséquent à produire les maladies les plus diversifiées et les plus dangereuses, notamment d'étranges affections nerveuses. » Chr.-Guill. Hufeland, *Enchiridion medicum, ou Manuel de médecine pratique,* trad. de l'allemand par A.-J.-L. Jourdan. Paris, 1838, p. 557.

(2) « Les vers déterminent des maladies de plusieurs natures différentes. D'abord en détournant la substance nutritive à leur profit : ce sont des convives, des parasites, de sorte que, quand ils abondent, ils font maigrir le sujet et finissent même par occasionner une atrophie mortelle. En second lieu, parce que leurs excréments et leurs cadavres produisent des saburres putrides et muqueuses dans le tube alimentaire, ce qui fait qu'on observe un état de putridité gastrique dans les fièvres vermineuses, et que les humeurs elles-mêmes ont un caractère âcre chez les personnes tourmentées par les vers. Enfin *par l'irritation qu'ils causent lorsque la faim ou toute autre cause les porte à s'agiter,* ou quand ils entrent en contact avec une région du canal intestinal plus sensible que les autres, ou quand la sensibilité de cet organe s'accroît tout à coup, par exemple sous l'influence de la fièvre.

» *L'irritation est en partie locale, en partie consensuelle.* Localement, elle produit des douleurs, des spasmes, un accroissement de la sécrétion et de l'activité du canal intestinal, la diarrhée, la dysentérie, l'inflammation, des incarcérations spasmodiques, l'iléus, des abcès, par l'ouverture desquels il peut se faire que des vers soient rejetés au dehors. *Consensuellement elle agit, d'une part sur les nerfs* (d'où tendance aux convulsions, spasmes de toutes sortes, notamment chorée, épilepsie, somnambulisme, paralysies périodiques, aliénation mentale, fureur), de l'autre sur le système vasculaire (d'où fièvre vermineuse, congestions sanguines, hémorrhagies, blennorrhées, exanthèmes).

» Les effets de l'irritation vermineuse n'existent pas toujours. Un homme peut avoir des vers et n'en pas moins jouir d'une bonne santé pendant longtemps. Mais il est possible aussi que ce même homme soit pris tout à coup d'accidents vermineux formidables. Le développement de ceux-ci tient à des causes accessoires. Tantôt c'est *l'accroissement de l'irritation par le fait de la multiplication prodigieuse des vers, de l'agitation que produisent en eux, soit la faim, soit des substances introduites dans les voies digestives* et qui leur déplaisent, *soit leur accumulation et la succion qu'ils exercent* sur un point très sensible du tube. Tantôt c'est *l'exaltation de l'irritabilité du canal intestinal,* ce qui a lieu surtout dans les fièvres, qui, par cela même aussi, sont toutes sujettes à mettre les vers en émoi. » *Loco cit.*, 558-559.

Il est cependant un fait, que personne ne peut nier, et que les médecins connaissent trop peu, parce que les naturalistes ne l'ont pas assez dit, ou du moins ne l'ont pas dit où il le fallait.

C'est que la peau des ascarides n'est pas lisse.

A l'aide d'un grossissement suffisant, on observe sur le bord postérieur de chaque anneau une rangée de *poils courts solides* à sommet aigu, dirigés obliquement vers la partie postérieure du corps de l'animal.

Que l'on frotte le corps d'un ascaride d'arrière en avant et assez fortement, on observe que ces poils persistent encore; leur solidité n'est donc pas douteuse.

N'est-il pas juste d'attribuer les accidents sympathiques (pour une part du moins) à l'irritation que doivent causer ces poils lorsque l'animal fait, sur la muqueuse intestinale, les mouvements de reptation que nous pouvons si aisément constater en plaçant dans l'eau tiède un ascaride encore vivant au moment où il vient d'être expulsé (1)?

Mais, objectera-t-on, les poils existent toujours; ils doivent par conséquent toujours déterminer les irritations dont il vient d'être question; et cependant les accidents sympathiques sont des faits rares.

Personne ne peut le contester.

On remarquera tout d'abord que cette objection peut être opposée à toutes les interprétations qui seront proposées, lorsqu'on voudra expliquer les accidents réflexes. Dans certains milieux, les ascarides sont de tout temps très communs et les accidents sympathiques sont et demeurent très rares.

Cette même objection a une portée bien plus grande encore

---

(1) Il suffit de rappeler que chez tous les ascarides, la tête est munie de trois valves distinctes, fendues intérieurement et pourvues de dentelures microscopiques, dont M. Davaine a publié une bonne figure (*loco cit.*, XCVI) pour un ascaride non parasite de l'Homme.

lorsqu'elle est opposée aux corps étrangers de l'intestin en général. Et cependant elle n'y trouve pas moins sa valeur.

On sait, en effet, combien sont fréquents les corps étrangers des voies digestives chez les enfants. Après l'histoire du grelot avalé par un enfant, on a relaté les faits les plus étranges ; mais on sait aussi qu'il est de règle que ces corps étrangers ne produisant aucun accident, sont rendus spontanément par défécation.

Souvent même c'est seulement de cette façon qu'on apprend qu'un corps étranger s'est trouvé dans les voies digestives des enfants.

On ne peut nier cependant que les corps étrangers des voies digestives soient capables de causer des accidents sympathiques.

Comparativement à la fréquence de ces corps étrangers, les accidents sympathiques sont d'une remarquable rareté.

Il ne sera donc pas sans intérêt de rechercher comment il peut se produire parfois des accidents sympathiques étranges.

Conditions étiologiques des accidents sympathiques ou réflexes.

On remarquera tout d'abord que si les accidents réflexes ont été observés dans les deux sexes, ils sont cependant plus nombreux dans le sexe féminin (1).

L'observation de M. Wintrebert est encore d'une petite fille. Il s'agissait aussi d'une fille dans l'observation publiée par le *Journal des Sciences médicales de Lille* en 1880.

Cette susceptibilité plus grande chez les petites filles était connue de M. Stoll, du moins pour un signe particulier. « Subito excitari ex somno cum trepidatione in infantibus, *prœcipue* est *apud mulierculas*, signum vermium (2). »

C'est là une particularité qu'il était aisé de prévoir et sur laquelle il n'y a pas lieu d'insister. (Rillet et Barthez, 2e édit., III, 887.)

Il est de même parfaitement admis que les accidents réflexes sont plus fréquents pendant la seconde enfance qu'à tout autre âge de la vie.

Au-dessus de deux ans, mais surtout entre deux et quinze

---

(1) Parmi les faits dont nous avons donné plus haut l'indication, et dont le nombre dépasse 150, on ne peut que difficilement trouver une confirmation satisfaisante de cette appréciation, puisque dans 90 observations le sexe n'est pas indiqué.

Sur 58 observations qui indiquent le sexe, il s'en trouve cependant 34 se rapportant au sexe féminin.

(2) Maximiliani Stoll, in Universitate Vindobonensi medicinæ clinicæ p. p. o. *pars sexta Rationis Medendi*, post ejus obitum edidit Jhus Eyerel. Vienne, 1790, p. 8, § 21.

Il est juste de rappeler que, pour ne pas donner à son affirmation quelque chose d'absolu, l'auteur prend soin d'ajouter aussitôt : « hoc item tamen etiam contingit in eruptione exanthematum. »

ans, d'après beaucoup d'auteurs, s'écoule la période la plus considérable à ce point de vue.

Il était aisé de le pressentir puisque, depuis Hippocrate, on sait que cet âge est celui de la plus grande fréquence des ascarides lombricoïdes (1).

« La moindre matière capable d'irriter les nerfs produira une convulsion symptomatique dans un enfant, écrit Underwood, tandis que d'autres individus tiendront ferme contre l'impression de cette même matière (2). »

Chez les enfants, écrit encore le même auteur, « la scène (morbide) se termine fréquemment par des convulsions ; cela n'a lieu que par la grande irritabilité de leurs nerfs et la violence de la maladie (p. 126). »

M. le Dr Schlumberger explique comment les accidents réflexes (et spécialement les convulsions) se développent plus aisément pendant l'enfance que pendant l'âge adulte pour deux motifs : d'abord, parce que pendant l'enfance, il y a une prédominance relative du système spinal sur le système encéphalique ; puis, parce qu'à cette période le système digestif est particulièrement délicat, et partant particulièrement irritable (*Thèse citée*).

Les mêmes arguments, surtout le premier, pourraient venir à l'appui de la fréquence plus grande dans le sexe féminin.

Une condition plus importante est l'état de la constitution.

Il ne se rencontre plus de médecins pour soutenir l'importance d'une soi-disant *idiosyncrasie* (3).

---

(1) Cùm verò magis adoleverint, ... *lumbrici rotundi*, ascarides, ... (Hipp., liv. V, Aphor. VIII et IX).

(2) M. Underwood. *Tr. des mal. des enfants*, trad. de l'anglais. Paris, 1786, p. 128.

(3) « Aujourd'hui que la génération spontanée des helminthes a vécu, la croyance à la diathèse vermineuse a dû s'évanouir avec elle. Néanmoins, beaucoup de méde-

On ne peut nier cependant que, pour être conséquent, il convient de répéter pour les accidents réflexes l'opinion qui est admise depuis très longtemps pour la présence même des ascarides lombricoïdes.

« Les vers sont regardés comme une cause de maladie dans les enfants, beaucoup plus souvent qu'ils ne le sont effectivement. D'ailleurs, les enfants ne sont pas tous également affectés de la présence des vers. *Quelques individus se portent habituellement bien, sans cependant en être exempts, tandis que d'autres qui sont réellement malades en ont à peine quelques-uns* (1). »

Les enfants et les TEMPÉRAMENTS LYMPHATIQUES sont les plus exposés aux vers, écrit Pinel. Et il ajoute : les enfants sont le plus souvent *tourmentés* par les ascarides lombricoïdes (2).

Hippolyte Cloquet (*Faune des Médecins*, II, 121) et presque tous les auteurs qui ont suivi ont confirmé son appréciation.

« Si è osservato, écrit Delle Chiaje, che gl'individui colla cute bianchissima, co' capelli biondi, di costituzione effeminata sono piu degli altri soggetti a' vermi..... (Questi sono) di temperamento linfatico, in cui predomina il sistema

---

cins croient encore sinon à cette diathèse, au moins à une certaine prédisposition innée au développement des vers de l'intestin, propre à certaines constitutions : c'est ce qu'ils nomment parasitisme.

» Je crois que ce parasitisme est également imaginaire. En effet si, comme personne ne le conteste, on rencontre plus souvent les accidents vermineux dans l'enfance et chez les constitutions scrofuleuses ou affaiblies, il ne s'ensuit pas, ainsi que j'ai essayé de le prouver plus haut (voir paragraphe *Constitution*), que les helminthes se développent de préférence chez ces constitutions, mais tout simplement que, dans les conditions précitées, l'excitabilité nerveuse étant plus exquise, la plus légère excitation à la surface de la muqueuse intestinale va retentir sur l'axe cérébro-spinal et produire des convulsions, de la contraction, etc, tandis que sur une robuste nature tout passera inaperçu. » Puistienne, *Thèse citée*, 23-24.

(1) M. Underwood, *l. c.*, p. 223.

(2) Ph. Pinel. *Nosographie philosophique, ou la méthode de l'analyse appliquée à la médecine*, 5e édit. Paris, 1813, p. 578.

moccioso in generale favorevolissimo alla lora genesi » (p. 78).

« In scrofulosis præsertim cumulantur ascarides lombricoïdes ; scrofulis ergo medendum, » écrit Rudolphi [1].

On est donc admis à penser que le tempérament lymphatique, tout en étant comme un terrain favorable pour les ascarides lombricoïdes, est en même temps une condition qui prédispose aux accidents réflexes.

Cette prédisposition est doublement marquée chez les sujets qui sont à la fois et *lymphatiques* et NERVEUX.

Ce sont là des particularités dont l'appréciation est délicate, il est vrai, et dont la justification est difficile.

Il est remarquable toutefois que la plupart des médecins qui ont écrit sur ce sujet n'ont pas pu se défendre d'y attacher une notable importance.

Cette importance, bien que l'expression n'en soit pas nettement formulée, cette importance de l'état constitutionnel à la fois nerveux et lymphatique paraît avoir été l'opinion la plus accréditée au Congrès de Bordeaux [2], qui avait porté à son programme la question « des parasites de l'Homme, tant internes qu'externes, et des moyens qu'il convient d'employer pour les détruire ».

« Les symptômes, qui doivent dériver (de la présence des ascarides lombricoïdes), sont *toujours relatifs à la condition de la température vitale des organes et des tissus lésés et affectés par les vers*, selon Brera. C'est pourquoi il peut arriver qu'il se développe un grand nombre de vers dans le canal intestinal, sans que leur présence altère et trouble, du moins apparemment, la santé de celui qui les recèle ; tandis

(1) Carol. Asmund. Rudolphi. *Entozoorum sive vermium intestinalium historia naturalis*. Amsterdam, 1808, I, 511.

(2) Congrès médical de France, 3e session (Bordeaux) ; *Comptes-Rendus de la sixième journée, 7 octobre 1865*. Paris, 1866, p. 735 et suiv.

que dans d'autres cas un seul ver suffit pour susciter une perturbation dans l'économie entière (1). »

C'est, avec les expressions de l'époque précédente, l'appréciation des médecins contemporains qui se trouvent en présence des faits d'accidents réflexes, et assistent à la guérison après l'expulsion d'ascarides lombricoïdes.

En traitant ce point de pathologie infantile, MM. Rillet et Barthez n'adoptent ni la *diathèse vermineuse* des anciens, ni l'*helminthiase* d'Hufeland (1838), ni l'*idiosyncrasie spéciale* de quelque auteurs, ni même l'*asthénie helminthogénétique* de MM. Beauclair et Viguier. Ils proposent « de considérer les *diathèses catarrhale* et vermineuse comme identiques et d'admettre que, lorsque la matière catarrhale est éliminée en

---

(1) *Nouveau Journal de médecine, chirurgie, pharmacie, etc.* Paris, mai 1821, XI, 121.

Brera n'admet pas que la présence des ascarides lombricoïdes dans le canal digestif soit la seule cause des accidents graves et parfois mortels que l'on a observés. Il attribue *une grande part à l'*ÉTAT CONSTITUTIONNEL PRÉEXISTANT (lymphatisme et nervosisme), part si grande même, que le parasitisme ne serait, pour les maladies dites vermineuses, qu'une sorte d'épiphénomène, quelque chose comme une complication de l'état morbide préexistant.

« Je ne nie point, écrit-il, que l'irritation morbifique qu'ils occasionnent, puisque nous l'avons vue être la cause de plusieurs affections vermineuses symptomatiques, puisse aussi concourir à augmenter ces affections asthéniques universelles. Cependant *personne ne pourra me convaincre que la seule irritation des vers soit suffisante pour produire* UNE FIÈVRE DE CARACTÈRE NERVEUX ; souvent, dans la petite vérole et la rougeole, on voit des traces de vers : cependant on conclurait mal si l'on voulait faire dériver des vers ces maladies asthéniques au plus haut degré...... L'ÉTAT ASTHÉNIQUE *du corps humain* EST FAVORABLE AU DÉVELOPPEMENT DES GERMES VERMINEUX, pourvu qu'ils existent dans quelque partie des organes. *Les vers*, sortis des œufs, *trouvent dans la matière décomposée un aliment qui sert à les nourrir*..
On comprend clairement que les fièvres vermineuses, comme les fièvres gastriques ainsi nommées, sont de véritables fièvres nerveuses, durant lesquelles les vers se développent dans les parties où la faiblesse prédomine le plus ....
...... Le médecin peut en conclure l'existence des vers, puisque ceux qui vivent aux dépens du corps humain rendent les maladies plus graves et plus compliquées, parce qu'ils tendent toujours à augmenter la faiblesse et la dissolution des parties du corps. » (Brera, *loco cit.*, 197.)

suffisante quantité, soit par la diarrhée, soit par les vomissements, la gangue dans laquelle le ver doit prendre naissance étant chassée du corps par cette élimination médicatrice, l'helminthe ne peut se développer; tandis que, lorsque la matière peccante, comme disaient les anciens, s'accumule dans les premières voies, le ver trouve tous les éléments nécesaires à sa formation.

» Ce que nous appelons matière peccante, ajoutent MM. Rillet et Barthez, est suivant MM. P. Beauclair et Viguier le mucus acide qui encombre le tube digestif et suivant Bremser une surabondance de la matière animalisée....

Leur opinion se rapproche de celle qu'exprimait Cruveilhier en « admettant que les helminthes reconnaissent pour cause éloignée une assimilation incomplète de matériaux nutritifs surabondants (1). »

---

(1) Rillet et Barthez. *Tr. clin. et prat. des mal. des enfants*, 2e éd. (2e tirage). Paris, 1861, III, 886.

Comme conclusion, il paraît juste d'admettre :

1° Que dans les pays où les ascarides lombricoïdes sont fréquents, ces animaux peuvent être causes d'accidents sympathiques et même d'accidents mortels ;

2° Que les œdèmes observés chez la petite malade de M. Wintrebert trouvent leur place dans la catégorie des accidents réflexes ;

3° Que ces accidents sympathiques s'observent surtout dans le sexe féminin, pendant la seconde enfance, chez les sujets lymphatiques et aussi nerveux ;

4° Que l'usage des toniques avec persévérance, et celui des anthelminthiques suivis de purgatifs administrés à des intervalles de temps appropriés, constituent une thérapeutique parfaitement justifiée pour combattre tous ces accidents sympathiques dus aux ascarides lombricoïdes (1).

---

(1) Il semble en effet inutile d'insister pour justifier ce qu'Hufeland considère comme « une règle de pratique importante : dans toutes les maladies de ce genre (étranges affections nerveuses), surtout chez les enfants, lorsqu'on ne découvre aucune autre cause évidente, il faut admettre les vers et se conduire en conséquence, l'observation ayant démontré que le traitement vermifuge finit souvent par procurer la guérison radicale de maladies fort graves, contre lesquelles toutes les autres méthodes avaient échoué. Et cette règle s'applique non-seulement aux cas dans lesquels on aperçoit des indices de vers, mais encore à ceux dans lesquels on n'en trouve aucun, car le canal intestinal peut recéler des vers sans qu'ils annoncent leur présence par le moindre signe appréciable. » *Loco cit.*, 557.

S'il exerce la médecine des enfants au milieu d'une région où les ascarides lombricoïdes sont endémiques, « dans les maladies rares et anormales, tout bon praticien commence l'examen des causes en demandant au malade si l'on a observé quelqu'indice de vers. L'expérience, en effet, nous a plusieurs fois démontré qu'un grand nombre de maladies très graves et opiniâtres peuvent être produites par les vers, particulièrement quand ils sont logés dans l'estomac et dans le tube intestinal. » (Brera, § XCVII, p. 183.)

APPENDICE.

Signum vermium a me observatum.

« Observari frequentur a verminosis tumorem subito ortum in abdomine, qui sæpe brevi concidebat, aut serpebat, aut alibi oriebatur, aut in plures dividebatur ; vidi taba tumores in femina verminosa oriri, quotiescunque dolores colicos habuit ; motum reptatumque vermium exacte repræsentant. In hac fæmina tumores erant magnitudine pugni, etiam majoris, hemisphaerici. In pueris verminosis recrudescente dolore colico, in loco doloris vidi tumores farciminosos, reptantes. *Rosensteinius*, observavit saepe tunc lumbricum. Utilem hanc observationem censeo, quia in apoplexia infantili, aut convulsione a vermibus orta, in loco tumoris, sive doloris, ubi scilicet vermes rodunt, fætida, penetrantia, etc., adhiberi possunt, ut a rodendo desistant. In illa fæmina vidi palpebras rubras, quasi inflammatas et copiosum salivæ affluxum, et sensum reptatus per pectus et guttur (scilicet œsophagum) ; erat emaciatissima, sæpius assumpta vomit. Mortua est. Salivæ confluxus frequens (1). »

De cette observation de Stoll, il est bon de rapprocher la

---

(1) Maximiliani Stoll, *pars quarta Rationis medendi* in nosocomio practico Vindobonensi. Vienne, 1789, p. 491.

« Il est d'observation que la présence des vers intestinaux se manifeste très souvent par une tumeur subite dans l'abdomen, tumeur qui souvent disparaît en

suivante. Elle constitue un bon argument pour établir qu'il n'y a là rien de comparable aux œdèmes observés par M. Wintrebert.

Entozoaires intestinaux, tumeur abdominale.

« Nous rappelions dans un de nos derniers cahiers la divergence d'opinion des praticiens sur les effets des vers dans le tube digestif, et nous disions que quelques praticiens ne croient pas aux accidents que d'autres leur attribuent. Nous lisons dans un compte-rendu des travaux de la Société médicale de Chambéry, pendant les années 1851, 1852 et 1853, qu'un fait communiqué par le Dr Borson a donné lieu à une discussion dans laquelle plusieurs membres ont exprimé leur opinion sur les effets des vers intestinaux.

» Une jeune femme, entrée à l'Hôtel-Dieu depuis peu de jours, portait dans la fosse iliaque gauche une tumeur de 15 centimètres de diamètre. M. Borson se disposait à convoquer les chirurgiens de l'hôpital pour éclaircir avec eux le diagnostic de cette tumeur, lorsque cette femme rendit un ver

---

peu de temps ou qui s'étend, se produit ailleurs ou en fait naître d'autres. J'ai observé de semblables tumeurs chez une femme atteinte de la maladie vermineuse chaque fois qu'elle avait des coliques ; ces douleurs d'entrailles reproduisent exactement la sensation de vers qui se meuvent et qui rampent. Chez cette femme, ces tumeurs étaient hémisphériques et grosses comme le poing, et même plus grosses. Chez les enfants atteints de la maladie vermineuse, les coliques devenant plus douloureuses, j'ai vu se produire à l'endroit où la douleur est plus forte, des tumeurs comme celles qui caractérisent le farcin ; ces tumeurs se déplaçaient. Dans ces cas, Rosenstein observa souvent le lombric. Cette observation me paraît très utile, parce que dans les cas d'apoplexie infantile et dans les convulsions produites par la présence des vers, l'endroit où se produit la tumeur est le siège du mal. Là sans doute les vers rongent, et l'on peut y introduire des remèdes d'une odeur forte et pénétrante afin de les empêcher de ronger. Chez cette femme, j'ai observé que ses paupières étaient rouges, comme enflammées, qu'elle avait beaucoup de salive et qu'elle ressentait dans la poitrine et dans l'œsophage une sensation de grattement ; elle était très maigre et très souvent elle rendait ce qu'elle avait pris. Elle est morte. Elle avait une abondance de salive. »

par la bouche. Il lui administra incontinent le vermifuge dit des demoiselles Garbillon, et la malade rendit peu après des vers au-delà de la moitié de son vase de nuit; la tumeur disparut aussitôt. « Les vers lombrics, a ajouté M. Borson, sont, » dans le bassin de Chambéry et surtout chez les gens de la » campagne, d'une fréquence qu'on a peine à croire. Ils com- » pliquent presque toutes les affections, s'ils ne forment pas » la principale cause de la maladie. » Aussi, de temps immémorial, les médecins qui se sont succédé à l'Hôtel-Dieu ont-ils reconnu la nécessité d'administrer souvent, préalablement à tout, un vermifuge aux malades. C'est de l'empirisme si l'on veut, mais un empirisme basé sur une longue pratique. M. Rey, chirurgien en chef de cet hôpital, ne fait jamais une opération importante sans avoir donné un ou deux vermifuges.

» Un autre membre de la Société a parlé d'une femme morte, il y a quelques années, dans le service de médecine de l'Hôtel-Dieu, et chez laquelle on trouva le conduit gastro-intestinal littéralement farci de vers; l'œsophage, l'estomac, le duodénum, les petit et gros intestins en contenaient par milliers. Cette femme n'avait séjourné que quelques heures à l'hôpital et elle était morte dans un état d'agitation extrême. L'autopsie, hors la présence des vers, n'avait révélé aucune lésion importante (1). »

---

(1) *Journal de Médecine et de Chirurgie pratiques*. Paris, 1854, XXV, p. 188, art. 4850.

Dans l'*Entozoologia practica*, au § 9 du chapitre XX « *morbi verminosi universalis dicti symptomata* », Rudolphi indique au n° 12 tous les symptômes cutanés connus de son temps :

« *Exanthemata varia, cutisque efflorescentiæ.*

» Ad scrofulas potissimum pertinent, vel alios morbos sistunt, nec a vermibus ipsis unquam derivanda quod infra probabitur. » (*Loco cit.*, I, 470.)

Là encore on ne trouve pas l'indication des œdèmes. Et Rudolphi rapporte tout ce qui est connu, non pas à la présence des vers, mais bien à l'état constitutionnel ou à d'autres maladies concomitantes.

TABLE DES MATIÈRES.

Lille Imp. L. Danel.

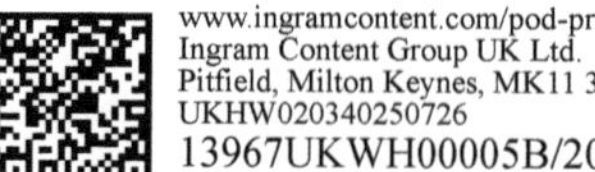
www.ingramcontent.com/pod-product-compliance
Ingram Content Group UK Ltd.
Pitfield, Milton Keynes, MK11 3LW, UK
UKHW020340250726
13967UKWH00005B/2044